AF540219

विद्यालयों में
स्वास्थ्य शिक्षण

विद्यालयों में
स्वास्थ्य शिक्षण

(Physical Training in Schools)

एम.आई. राजस्वी

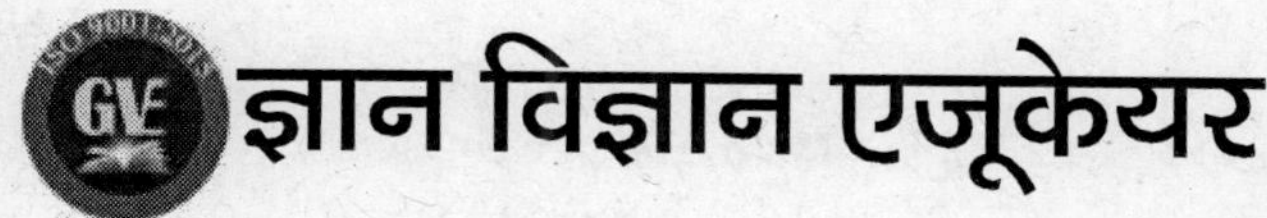

प्रकाशक • ज्ञान विज्ञान एजूकेयर
3639, प्रथम तल
नेताजी सुभाष मार्ग, दरियागंज
नई दिल्ली–110002

संस्करण • 2020
मूल्य • चार सौ रुपए
मुद्रक • नरुला प्रिंटर्स, दिल्ली

VIDYALAYON MEIN SWASTHYA SHIKSHAN

by M.I. Rajasvi ₹ 400.00

Published by **GYAN VIGYAN EDUCARE**
3639 Netaji Subhash Marg, Darya Ganj, New Delhi-110002
ISBN 978-93-84344-34-4

लेखकीय

"ज्ञान की कोई निश्‍चित सीमा नहीं होती है। यह ऐसा समुद्र है, जिसकी गहराई में नई-नई बातें छिपी हुई हैं। बस जरूरत है तो इसमें डूबने की, कठिन परिश्रम की।"

—पूर्व राष्ट्रपति ए.पी.जे. अब्दुल कलाम

(9 अप्रैल, 2012 को पीतमपुरा, दिल्ली स्थित रुक्मिणी देवी पब्लिक स्कूल में एक कार्यक्रम में बच्चों को संबोधित करते हुए)

ज्ञान (शिक्षा) की प्यास है और इसे प्राप्त करने में किया गया परिश्रम ज्ञान का चहुँमुखी विस्तार कर देता है। शिक्षार्थी (छात्र) के रूप में प्राप्त की गई शिक्षा जीवन के हर मोड़ पर काम आती है, साथ निभाती है। यहाँ पर हमें एक तथ्य विशेष रूप से ध्यान रखना होगा कि स्वस्थ तन में ही स्वस्थ मन बसता है और स्वस्थ मन में ही समस्त ज्ञान के बीज रोपे जा सकते हैं। स्पष्ट है कि किसी तरह का ज्ञान अर्जित करने के लिए स्वस्थ शरीर का होना अत्यंत आवश्यक है।

एक अन्य उक्ति 'तंदुरुस्ती हजार नियामत है' भी बहुत प्रचलित है, जिसका तात्पर्य है कि ईश्‍वर के दिए हुए अनेक वरदानों में से 'अच्छा स्वास्थ्य' सहस्र वरदानों के समान है। स्वास्थ्य को अच्छा कैसे रखा जाए, इसका ज्ञान स्वास्थ्य शिक्षा के द्वारा ही भली प्रकार प्राप्त किया जा सकता है।

स्वास्थ्य शिक्षा, शिक्षा का वह महत्त्वपूर्ण अंग है, जो मानव जाति को अपने स्वास्थ्य के प्रति जागरूक करने के लिए प्रेरित करता है। स्वास्थ्य शिक्षा किशोर वर्ग के लिए अत्यंत उपयोगी है। विद्वानों का मानना है कि छात्र देश का भविष्य होते हैं। अत: छात्रों का सर्वप्रथम अपने स्वास्थ्य के प्रति जागरूक होना अत्यंत

आवश्यक है। जब उनका स्वास्थ्य सही होगा, तभी वे अपने अध्यापनकार्य में सफलता अर्जित कर सकेंगे।

छात्रों के लिए आवश्यक है कि वे शारीरिक एवं मानसिक रूप से मजबूत रहें। वे ऐसा बनने में तभी सफल हो सकते हैं, जब उन्हें अपने स्वास्थ्य का उचित ज्ञान हो। जब तक छात्र अपने स्वास्थ्य के प्रति गंभीर नहीं हों, तब तक उनके लिए विद्याध्ययन में अपेक्षानुरूप प्रदर्शन कर पाना असंभव है।

प्रस्तुत पुस्तक 'स्कूल-कॉलेजों में स्वास्थ्य शिक्षण एवं प्रशिक्षण' में छात्रोपयोगी स्वास्थ्य के शिक्षण एवं प्रशिक्षण से संबंधित सभी आवश्यक सामग्री जुटाने का प्रयास किया गया है। आशा है कि यह प्रयास आपको अवश्य ही पसंद आएगा।

—ए.आई. राजस्वी

अनुक्रम

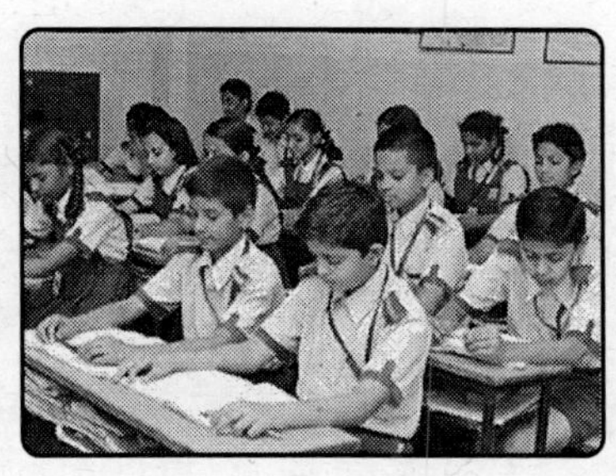

स्वास्थ्य शिक्षा का अर्थ एवं महत्त्व

''स्वास्थ्य शिक्षा संपूर्ण शिक्षा-क्रिया का अभिन्न अंग है। इसका उद्‍देश्य शारीरिक, मानसिक, भावनात्मक एवं सामाजिक दृष्टि से परिपूर्ण नागरिकों का ऐसी शारीरिक क्रियाओं के माध्यम से विकास करना है, जिनका चयन इन उद्‍देश्यों को सामने रखकर किया गया हो।''

—चार्ल्स ए. बुचर

स्वास्थ्य शिक्षा मनुष्य के लिए अत्यंत उपयोगी है। किसी भी देश की प्रगति इस बात पर निर्भर करती है कि उसके नागरिक कितने स्वस्थ और चुस्त-दुरुस्त हैं। इसी कारण प्रत्येक देश में स्वास्थ्य शिक्षा को अत्यंत आवश्यक माना गया है। यदि स्वास्थ्य शिक्षा का ज्ञान अधूरा है तो इससे व्यक्ति और समाज की स्वास्थ्य संबंधी आदतों को अच्छा बनाने में बाधा उत्पन्न होती है। अत: व्यक्तित्व के निर्माण और समाज के उत्थान में स्वास्थ्य शिक्षा का ज्ञान होना अनिवार्य है। अन्य शब्दों में कहें तो स्वास्थ्य शिक्षा उन अनुभवों का समूह है, जो व्यक्ति और जाति संबंधी आदतों एवं व्यवहारों के ज्ञान को प्रभावित करती है।

स्वास्थ्य शिक्षा व्यक्ति को उसके स्वास्थ्य के बारे में ज्ञान उपलब्ध कराती है। आज के समय में तो इसकी महत्ता और भी बढ़ गई है, क्योंकि इसके माध्यम से व्यक्ति को परिवार, समाज और देश में स्वस्थ, प्रसन्न और सुखी रहने के तौर-तरीके सिखाए जाते हैं। इसके अतिरिक्त इसके द्वारा विभिन्न रोगों की पहचान एवं रोकथाम का ज्ञान भी दिया जाता है।

शारीरिक शिक्षा का स्थान स्वास्थ्य शिक्षा में सर्वोपरि है। इसमें छात्रों के

संपूर्ण विकास की ओर ध्यान दिया जाता है। छात्रों के संपूर्ण विकास के लिए शारीरिक विकास का जितना अधिक महत्त्व है, उतना ही अधिक महत्त्व मानसिक विकास का भी है। जहाँ शारीरिक शिक्षा में छात्रों को आदतों एवं बीमारियों से संबंधित उचित जानकारी उपलब्ध कराई जाती है, वहीं मानसिक शिक्षा में छात्रों को व्यवहार संबंधी ज्ञान से परिचित कराया जाता है।

जितना महत्त्व ज्ञान का है, उतना ही महत्त्व अभिवृत्ति का भी है। कोई भी छात्र अपने उद्देश्य में तब तक सफलता अर्जित नहीं कर सकता, जब तक कि अपने उद्देश्य के प्रति उसकी अभिवृत्ति न हो। अत: स्वास्थ्य शिक्षा के अंतर्गत छात्रों को अच्छी-अच्छी आदतों व अभिवृत्तियों की जानकारी दी जाती है।

प्रत्येक विद्यालय के लिए यह आवश्यक है कि उसके स्वास्थ्य से संबंधित कुछ अपने आवश्यक नियम हों और इनके लिए वह प्रयत्नशील भी रहें। इन उद्देश्यों में कैंटीन, पानी, रोशनी और विद्यालय के आसपास का वातावरण आदि हैं। इसके साथ ही छात्रों को स्वास्थ्य संबंधी नियमों और सामाजिक अपराधों जैसे, खाँसी, थूकना, छींकना और नशेवाले पदार्थों के सेवन से दूर रहना आदि से परिचित कराना चाहिए कि इनसे किस प्रकार की हानि है। छात्रों को यह भी आरंभ से बताया जाना चाहिए कि जन-सुविधाओं के प्रयोग की क्या-क्या उपयोगिताएँ हैं ? ऐसा करने से छात्र अपने स्वास्थ्य का उचित ढंग से विकास कर सकेंगे।

स्वास्थ्य संबंधी उद्देश्यों को उल्लिखित करते हुए एंडरसन ने स्पष्ट किया है—

- छात्रों को स्वास्थ्य संबंधी सभी प्रकार की उचित जानकारी उपलब्ध कराई जाए।
- सामाजिक अनुकूलन एवं सामाजिक स्वास्थ्य की योग्यता प्रदान की जाए।
- सभी प्रकार के रोगों का पता लगाकर उनकी उचित प्रकार से रोकथाम की जाए।
- अच्छे स्वास्थ्य के प्रति छात्रों में रुचि एवं जागरूकता पैदा की जाए।
- हर छात्र के स्वास्थ्य की समय-समय पर जाँच-पड़ताल की जाए।
- छात्रों को अपने आस-पास के वातावरण की साफ-सफाई के महत्त्व से अवगत कराया जाए।

स्वास्थ्य शिक्षा को सभी प्रकार के स्वास्थ्य कार्यक्रमों में शामिल किया जाना

चाहिए, क्योंकि तभी छात्र अपने स्वास्थ्य के प्रति जागरूक हो सकेंगे और अपने जीवन को सुंदर बना सकेंगे। स्वास्थ्य मानव जीवन की कुंजी है। यदि स्वास्थ्य सही नहीं है तो जीवन में समझो कि कुछ भी सही नहीं है। अस्वस्थता के कारण शरीर अनेक प्रकार की गंभीर बीमारियों से घिर जाता है, जिससे जीवन कष्टमय हो जाता है। अत: हर किसी को अपने स्वास्थ्य का उचित ध्यान रखना चाहिए।

इसमें कोई संदेह नहीं कि स्वास्थ्य मनुष्य के जीवन का आधार है। इस संबंध में एक कहावत बहुत प्रसिद्ध है, 'मनुष्य के पास से धन चला जाए तो समझो कि कुछ नहीं गया, उसका चरित्र चला जाए तो समझो कि कुछ-न-कुछ तो गया है और यदि स्वास्थ्य चला जाए तो समझो कि सब कुछ चला गया।'

स्वास्थ्य शिक्षा के अभाव में जीवन का आनंद नहीं लिया जा सकता। यदि सुखी एवं संपन्न जीवन का आनंद लेना है तो फिर स्वास्थ्य शिक्षा का ज्ञान अत्यंतावश्यक है। स्वास्थ्य शिक्षा के माध्यम से मनुष्य जीवन के बुनियादी सिद्धांतों जैसे ढंगों, आदतों और विचारों से परिचित हो सकता है। साधारण लोगों को स्वास्थ्य संबंधी रोगों की पहचान एवं उनकी रोकथाम की उचित जानकारी नहीं होती और यह स्वास्थ्य शिक्षा के अज्ञान के कारण होता है। स्वास्थ्य शिक्षा के अज्ञान में मनुष्य का जीवन रोगी एवं दु:खी हो जाता है। यही नहीं, उसे सयम-समय पर अनेक कठिनाइयों का सामना करना पड़ता है।

स्वस्थ मनुष्यों से ही स्वस्थ समाज और स्वस्थ राष्ट्र का निर्माण होता है। किसी भी क्षेत्र का व्यक्ति, चाहे वह विद्यार्थी हो या कोई मजदूर हो या फिर कोई दफ्तर में कार्य करनेवाला व्यक्ति, वह तभी अपने कार्य को अच्छी तरह अंजाम दे सकता है, जब वह पूरी तरह स्वस्थ हो और वह पूरी तरह स्वस्थ तभी हो सकता है, जब उसे स्वास्थ्य शिक्षा की उचित जानकारी हो तथा वह अपने स्वास्थ्य को लेकर पूरी तरह जागरूक भी हो।

भले ही मनुष्य को दुनिया भर का ज्ञान हो, लेकिन यदि उसे स्वास्थ्य संबंधी जानकारी नहीं है तो फिर उसके लिए वह सारा ज्ञान बेकार है। इस संबंध में महान् संन्यासी स्वामी विवेकानंद ने भी कहा है कि निर्बल व्यक्ति, जो शरीर अथवा मन से कमजोर हो तो वह कभी भी बलवान् आत्मा प्राप्त नहीं कर सकता। स्वामी विवेकानंद का यह कथन सर्वथा सत्य है।

बड़े-बड़े विद्वानों का मानना है कि स्वास्थ्य शिक्षा के अभाव में अन्य सभी शिक्षाएँ अपूर्ण हैं, अधूरी हैं। हमारे देश में आज भी अधिकांश लोगों को स्वास्थ्य शिक्षा की उचित जानकारी नहीं है। यही कारण है कि यहाँ सरकार की ओर से

स्वास्थ्य से संबंधित अनेक कार्यक्रम चलाए जा रहे हैं, जिससे सभी लोग अधिकाधिक रूप में लाभान्वित हो सकें।

स्वास्थ्य शिक्षा एक ऐसी शिक्षा है, जिसमें प्रत्येक प्रकार के ज्ञान को, जो मनुष्य के अच्छे स्वास्थ्य के लिए आवश्यक है, शामिल किया जाता है। स्वास्थ्य शिक्षा का ज्ञान ऐसा ज्ञान है, जो मनुष्य को प्रसन्नतापूर्वक लंबी आयु भोगने में सहायक होता है। कुछ रोग तो ऐसे भी हैं, जो स्पर्श द्वारा फैलते हैं और इनके फैलने का मुख्य कारण स्वास्थ्य संबंधी नियमों का उल्लंघन है। यदि मनुष्य स्वास्थ्य संबंधी नियमों को भली प्रकार पालन करे तो वह स्पृश्यता की बीमारी से बचा रह सकता है।

वातावरण एक ऐसा माध्यम है, जिसके द्वारा किसी भी व्यक्ति के स्वास्थ्य की जानकारी प्राप्त की जा सकती है। घर का वातावरण, स्कूल का वातावरण और कार्यालय का वातावरण आदि के माध्यम से पता लगाया जा सकता है कि किसी भी व्यक्ति का स्वास्थ्य कैसा है? उन्नतशील एवं प्रगतिशील जीवन के लिए स्वस्थ वातावरण का होना आवश्यक है।

यदि हम छात्रों की बात करें तो उनका महत्त्वपूर्ण समय विद्यालय में व्यतीत होता है। इस तरह छात्रों का विकास विद्यालय के वातावरण पर निर्भर करता है। विद्यालय में शिक्षा की व्यवस्था, खेलकूद की सुविधा, साफ-सफाई और शौचादि की व्यवस्था विद्यालय के वातावरण को बनाती हैं। इसके बाद बात आती है घर के वातावरण की, जहाँ व्यक्ति जन्म से लेकर मृत्यु तक रहता है। अत: घर के वातावरण का व्यक्ति के जीवन पर गहरा प्रभाव पड़ता है। इसी कारण स्वास्थ्य शिक्षा के क्षेत्र में घर का महत्त्वपूर्ण स्थान है।

सरकार और विद्यालयों का कर्तव्य है कि ये आम लोगों और छात्रों को स्वास्थ्य से संबंधित जानकारी एवं सेवाएँ उपलब्ध कराएँ। स्वास्थ्य सेवाओं से तात्पर्य यह है कि इन सेवाओं के माध्यम से मनुष्य अपने जीवन का स्तर ऊँचा कर सके।

स्वास्थ्य शिक्षा के द्वारा प्रत्येक व्यक्ति और समाज को स्वास्थ्य की आवश्यक जानकारी मिलती है। स्वास्थ्य शिक्षा का उद्देश्य मनुष्य के संपूर्ण व्यक्तित्व का विकास करना है। भारत में स्वास्थ्य शिक्षा की स्थिति बड़ी विचित्र है। यहाँ लोगों के मस्तिष्क में स्वास्थ्य शिक्षा के बारे में तरह-तरह के विचार हैं। कुछ लोग इसे केवल खेलने-कूदने का साधन मानते हैं तो कुछ लोग इसे व्यायाम की कड़ी के रूप में देखते हैं। यही नहीं, कुछ लोग इसे मनोरंजन के साधन के रूप में भी देखते हैं।

सरकार और विद्यालयों का कर्तव्य है कि ये आम लोगों और छात्रों को स्वास्थ्य से संबंधित जानकारी एवं सेवाएँ उपलब्ध कराएँ। स्वास्थ्य सेवाओं से तात्पर्य यह है कि इन सेवाओं के माध्यम से मनुष्य अपने जीवन का स्तर ऊँचा कर सके।

स्वास्थ्य शिक्षा के द्वारा प्रत्येक व्यक्ति और समाज के स्वास्थ्य की आवश्यक जानकारी मिलती है। स्वास्थ्य शिक्षा का उद्देश्य मनुष्य के संपूर्ण व्यक्तित्व का विकास करना है। भारत में स्वास्थ्य शिक्षा की स्थिति बड़ी विचित्र है। यहाँ लोगों के मस्तिष्क में स्वास्थ्य शिक्षा के बारे में तरह-तरह के विचार हैं। कुछ लोग इसे केवल खेलने-कूदने का साधन मानते हैं, तो कुछ लोग इसे व्यायाम की कड़ी के रूप में देखते हैं। यही नहीं, कुछ लोग तो इसे मनोरंजन के साधन के रूप में भी देखते हैं।

यह बड़ी सोचनेवाली बात है कि हमारे देश में शिक्षा की व्यवस्था पुराने विचारों पर आधारित है और इससे भी बड़ी विचारणीय बात यह है कि यहाँ स्वास्थ्य शिक्षा को कोई अधिक महत्त्व नहीं दिया जाता। न तो देश के विद्यालय में स्वास्थ्य शिक्षा जैसे विषय पर गंभीर रूप से ध्यान दिया जाता है और न ही छात्र इसे कोई आवश्यक विषय समझते हैं। यदि देश में लोग स्वास्थ्य शिक्षा के महत्त्व को जान जाते तो आज हमारा देश भी उतनी ही तरक्की कर लेता, जितनी जापान, रूस और अमेरिका आदि देशों ने की है। अतः तरक्की करने और इन विकसित देशों की श्रेणी में शामिल होने के लिए स्वास्थ्य शिक्षा को एक आवश्यक विषय के रूप में महत्त्व देने की आवश्यकता है।

यह सत्य कथन है कि संसार में केवल योग्य पुरुष ही जीवित रह सकेंगे और योग्य से मतलब यह है कि जो स्वस्थ और चुस्त-दुरुस्त होंगे अर्थात् नीरोगी होंगे। योग्य पुरुष तभी बना जा सकता है, जब मनुष्य को स्वास्थ्य का भली-भाँति ज्ञान हो। आज के समय में कोई भी व्यक्ति स्वास्थ्य शिक्षा के बिना उत्तम जीवन व्यतीत नहीं कर सकता। विद्यालय या अन्य शैक्षणिक संस्थाएँ यद्यपि छात्रों का नेत्त्व करने में समर्थ हैं, लेकिन जब तक इनकी ओर से स्वास्थ्य शिक्षा को उचित महत्त्व नहीं दिया जाता, तब तक ये छात्रों का नेतृत्व करने में असमर्थ ही रहेंगी। अतः यह अत्यंत आवश्यक है कि स्वास्थ्य शिक्षा की महत्ता को समझा जाए।

स्वास्थ्य शिक्षा के माध्यम से व्यक्ति योग्य होकर अपने आचरण तथा व्यक्तित्व का विकास कर सकता है। यही नहीं, वह प्रसन्न एवं सुखी जीवन व्यतीत कर सकता है। जब जीवन प्रसन्नता एवं सुख से परिपूर्ण होगा तो इससे आत्मविश्वास

में वृद्धि होगी और व्यक्ति सफलता के पथ पर अग्रसर होगा तथा उसके जीवन से हीनता की भावना दूर हो जाएगी। स्वास्थ्य शिक्षा का उद्देश्य केवल शरीर और आत्मा को ही प्रशिक्षण प्रदान करना नहीं, बल्कि संपूर्ण मनुष्य को प्रशिक्षण प्रदान करना है। अत: यह भी कहा जा सकता है कि जब तक स्वास्थ्य शिक्षा को शिक्षा का एक महत्त्वपूर्ण अंग नहीं माना जाता, तब तक देश के नौजवान देश की उन्नति में अपनी पूर्ण भागीदारी नहीं दे सकते।

यदि मनुष्य अपने भीतर असीम शक्ति और चारित्रिक परिपक्वता लाना चाहता है तो उसके लिए स्वास्थ्य शिक्षा का ज्ञान अत्यंत आवश्यक है, क्योंकि स्वास्थ्य शिक्षा स्वस्थ शरीर और आदर्श व्यक्तित्व का निर्माण करने में सहायक है। स्वास्थ्य शिक्षा के अंतर्गत जिन महत्त्वपूर्ण गुणों का विकास होता है, उनका वर्णन इस प्रकार है—

☞ स्वास्थ्य शिक्षा में पहले हम जिस गुण के विकास के बारे में बात करते हैं, वह है शारीरिक विकास। चलना, घूमना, दौड़ आदि ऐसी शारीरिक क्रियाए हैं, जिनके अंतर्गत शारीरिक विकास होता है। जैसे-जैसे शारीरिक विकास होता जाता है, वैसे-वैसे कार्य-क्षमता में भी वृद्धि होती जाती है। एक सुंदर एवं सुदृढ़ शरीर बनाने में स्वास्थ्य शिक्षा की महत्त्वपूर्ण भूमिका होती है।

☞ जब मनुष्य शारीरिक क्रियाएँ करता है तो उसके शारीरिक विकास के साथ-साथ मानसिक विकास में भी वृद्धि होती है। शारीरिक क्रियाओं के दौरान सबसे अधिक मस्तिष्क का प्रयोग किया जाता है, जिससे मनुष्य की मानसिक दृढ़ता का पता चलता है। इस दौरान मनुष्य की निर्णय लेने की क्षमता का भी पता चलता है।

☞ सामाजिक विकास में भी स्वास्थ्य शिक्षा का बड़ा महत्त्वपूर्ण योगदान है। स्वास्थ्य शिक्षा मनुष्य के समाज में, मिल-जुलकर रहने के व्यवहार में और उसके स्वभाव के विकास में सहायता करती है। स्वास्थ्य शिक्षा का एक बड़ा पहलू यह है कि यह मनुष्य में सहयोगात्मक व्यवहार की रुचि पैदा करती है। स्वास्थ्य शिक्षा मनुष्य को सामाजिक गुणों को ग्रहण कर उसे देश और समाज की सेवा के योग्य बनाती है। इसके माध्यम से ऊँच-नीच की भावना समाप्त करने में भी सहायता मिलती है।

☞ प्रत्येक मनुष्य की यह इच्छा होती है कि उसका जीवन शांतिपूर्ण हो। उसके जीवन में किसी प्रकार का कोई लड़ाई-झगड़ा न हो, किसी

प्रकार का कलह न हो। यह सब अपने भावों के नियंत्रण द्वारा होता है। यदि मनुष्य अपने भावों को नियंत्रित रखे तो उसका जीवन प्रत्येक प्रकार के झंझट से दूर रहता है। स्वास्थ्य शिक्षा इसी बात की शिक्षा देती है। कभी-कभी हमें यह देखने में आता है कि किसी व्यक्ति को यदि जरा सा भी दु:ख मिल जाए तो वह उस दु:ख में इतना डूब जाता है कि उसे कुछ भी अच्छा नहीं लगता और इसके विपरीत यदि किसी व्यक्ति को कोई छोटी सी भी खुशी मिल जाए तो वह तब भी इतना मग्न हो जाता है कि उसे अपने आसपास की कोई सुध ही नहीं रहती। ऐसे में स्वास्थ्य शिक्षा मनुष्य को भावात्मक परिपक्वता से परिचित कराती है। यह मनुष्य को अपने भावों को दबाने के बजाय उन्हें संतुलित रूप में प्रकट करने की शिक्षा देती है।

- त्याग की भावना और अनुशासन से पूर्ण जीवन मनुष्य के संतुलित जीवन में चार-चाँद लगाने का कार्य करते हैं। यदि मनुष्य का जीवन अनुशासित न हो और उसमें त्याग की भावना भी न हो तो वह अच्छा नागरिक नहीं बन सकता। अनुशासन जहाँ स्वास्थ्य शिक्षा का आधार है, वहीं अनुशासन इसकी सफलता की कुंजी है।
- मनुष्य के जीवन में खाली समय का बहुत महत्त्व है। खाली समय का प्रयोग किस दिशा में और किस प्रकार किया जाए, यही ज्ञान स्वास्थ्य शिक्षा द्वारा प्राप्त होता है। खाली समय के उचित प्रयोग द्वारा मनुष्य अपना और समाज का उत्थान कर आगे बढ़ सकता है तथा सफलता के पथ पर अग्रसर हो सकता है।

स्वास्थ्य शिक्षा का योगदान शिक्षा के क्षेत्र में बहुत महत्त्वपूर्ण है। स्वास्थ्य शिक्षा मनुष्य को सुंदरता तो प्रदान करती ही है, साथ ही उसे अच्छे और बुरे की पहचान भी कराती है। अन्य शब्दों में, स्वास्थ्य शिक्षा एक ऐसी प्रक्रिया है, जिसके द्वारा मनुष्य धीर-धीरे और अलग-अलग भौतिक, सामाजिक तथा मानसिक वातावरण में अपने आपको ढालता है।

स्वास्थ्य विकास का उद्देश्य मनुष्य का पूर्ण विकास करना है। स्वास्थ्य शिक्षा संपूर्ण शिक्षा का वह अभिन्न अंग है, जिसका उद्देश्य शारीरिक, मानसिक और भावात्मक रूप से विकास करना है। यह एक ऐसी शिक्षा है, जो मनुष्य के विकास के लिए उसके भीतर छिपी हुई शक्तियों को उजागर कर उसे आगे बढ़ने के लिए प्रेरित करती है। स्वास्थ्य शिक्षा मनुष्य के भीतर ऐसे गुणों का विकास

करने में सहायता करती है, जो उसके जीवन में बहुत महत्त्वपूर्ण भूमिका निभाते हैं। इन गुणों का वर्णन निम्न प्रकार है—

- मनुष्य को प्रगति-पथ पर बढ़ते रहने के लिए चुस्त-दुरुस्त रहना आवश्यक होता है। स्वास्थ्य शिक्षा के अंतर्गत मनुष्य को चुस्त-दुरुस्त रहने की शिक्षा दी जाती है, जिससे वह अपने वातावरण से भली प्रकार परिचित हो सके। इसके साथ ही उसे यह भी पता चलता है कि उसकी कार्यक्षमता क्या है? यदि मनुष्य का मनोमस्तिष्क चुस्त रहेगा तो वह अपने उद्देश्यों को प्राप्त करने में अधिक कठिनाइयों का सामना करने से बचा रहेगा।
- स्वास्थ्य शिक्षा के माध्यम से व्यक्ति को यह ज्ञान होता है कि उसके आसपास रहनेवाले लोगों का स्वास्थ्य कैसा है और वे किसी रोगादि से पीड़ित हैं या नहीं। यदि कोई व्यक्ति किसी रोग से पीड़ित है तो वह अपने कार्य को अच्छी तरह अंजाम नहीं दे सकता और न ही वह एक अच्छा नागरिक बन सकता है। यदि शरीर स्वस्थ नहीं होगा तो उसके जीवन में सफल होने की संभावना कम ही होगी। स्वास्थ्य शिक्षा मनुष्य को निरोगी रहने और सफल होने जैसे गुणों से परिचित कराती है।
- प्रत्येक सुशिक्षित व्यक्ति अपने आपको उच्च उद्देश्यों की प्राप्ति में लगाना चाहता है, जिससे कि वह अपने जीवन को सफल बना सके। सफल जीवन के लिए मनुष्य का शारीरिक और मानसिक रूप से सुदृढ़ होना आवश्यक है। बस, स्वास्थ्य शिक्षा मनुष्य को शारीरिक और मानसिक रूप से सुदृढ़ होने में सहायता प्रदान करती है।
- मनुष्य के बोलने का ढंग मनुष्य को उच्च स्तरीय भी बना देता है और निम्न स्तरीय भी। जब मनुष्य स्वस्थ होगा तो उसके विचार भी स्वस्थ होंगे और वह भली प्रकार से अपने विचार भी व्यक्त कर सकेगा। जहाँ एक ओर स्वास्थ्य शिक्षा मनुष्य के शरीर को उचित ढंग से विकसित होने में सहायता करती है, वहीं दूसरी ओर वह उसे बोलने के प्रभावी ढंग से भी परिचित कराती है।
- सुंदरता मनुष्य का कीमती गहना है, जिसकी हर कोई खुले दिल से प्रशंसा करता है। किसी भी व्यक्ति का हृष्ट-पुष्ट शरीर उसकी सुंदरता को बढ़ाने में मदद करता है और हृष्ट-पुष्ट तभी रहा जा सकता है, जब व्यक्ति स्वस्थ हो। स्वास्थ्य शिक्षा ऐसे में व्यक्ति को स्वस्थ रखने

के साथ-साथ उसकी सुंदरता बढ़ाने का भी कार्य करती है।

स्वास्थ्य शिक्षा ने घरेलू एवं पारिवारिक जीवन को सुखी एवं प्रसन्न बनाने में बड़ी महत्त्वपूर्ण भूमिका निभाई है। स्वास्थ्य शिक्षा के माध्यम से व्यक्ति अच्छे गुणों को ग्रहण करता है। इन गुणों को ग्रहणकर वह स्वयं को अपने घर-परिवार की आवश्यकतानुसार ढाल लेता है और घर के सभी सदस्य पारस्परिक सद्‌भावना के साथ मिल-जुलकर जीवनयापन करते हैं।

मनुष्य के जीवन में स्वास्थ्य शिक्षा का बड़ा महत्त्व है। यह मानव संबंधों को अधिक प्राथमिकता देती है। जब तक मनुष्य समाज में कोई मेल-मिलाप नहीं रखता, तब तक उसका जीवन अधूरा ही रहता है और इसी कारण उसका जीवन तनावग्रस्त हो जाता है। स्वास्थ्य शिक्षा कार्यक्रमों के माध्यम से ही मनुष्य को अपने जीवन से तनाव को दूर करने में सहायता मिलती है। यही नहीं, वह मानव-संबंधों को प्राथमिकता देने के ढंग को भी मिलती है।

किसी भी वर्ग या समाज में स्वयं को ढालने के लिए मनुष्य के भीतर सद्‌व्यवहार और ईमानदारी जैसे महत्त्वपूर्ण गुणों का होना आवश्यक है। स्वास्थ्य शिक्षा इन गुणों को मनुष्य के भीतर विकसित होने में सहायता प्रदान करती है। इन गुणों के अभाव में मनुष्य न तो अपने व्यक्तित्व का विकास कर सकता है और न ही सामाजिक विकास। उदाहरण के तौर पर यदि हम एक खिलाड़ी को ही लें तो उसके लिए सद्‌व्यवहार और ईमानदारी का होना उतना ही आवश्यक है, जितना किसी मैच में भाग लेने के लिए अभ्यास का होना। जब वह खिलाड़ी मैदान पर उतरे तो शांत और पारस्परिक सद्‌भावना से पूर्ण हो। यदि कोई खिलाड़ी ऐसा व्यवहार करता है तो उसे सफलता भी अवश्य ही मिलती है।

स्वास्थ्य शिक्षा व्यक्ति की आर्थिक योग्यता को बढ़ावा देती है और साथ ही, वह उसके अच्छा कार्यकर्ता बनने में भी सहायक होती है। एक अच्छा कार्यकर्ता तभी बना जा सकता है, जब उसमें अपने काम को अंजाम देने की पूरी योग्यता हो। पूरी योग्यता से मतलब यह है कि व्यक्ति अपने काम को बिना किसी रुकावट एवं थकावट से कर सके। केवल वही व्यक्ति अपने काम को बिना किसी थकावट के अच्छी तरह अंजाम दे सकता है, जो स्वस्थ हो। अस्वस्थ व्यक्ति जीवन में सफलता के लिए संघर्षशील रहता है और तब भी उसे अपेक्षित सफलता नहीं मिल पाती।

किसी भी कार्य की सफलता के लिए मनुष्य का शारीरिक रूप से स्वस्थ होना अत्यंत आवश्यक है। स्वस्थ व्यक्ति अपने कार्य में शीघ्र ही सफलता अर्जित कर लेते हैं। उनके कार्य करने की क्षमता भी अधिक होती है, जिसके कारण अधिकारी

या मालिक उनसे बहुत प्रभावित रहते हैं।

जब कोई शिक्षित व्यक्ति बाजार में किसी वस्तु की खरीदारी के लिए जाता है तो उसके लिए सबसे पहले यह आवश्यक होता है कि वह जिस वस्तु को खरीद रहा है, वह सही है या नहीं। कौन सी वस्तु उसके स्वास्थ्य के लिए लाभकारी है और कौन सी हानिकारक, स्वास्थ्य शिक्षा के माध्यम से उसे इन सबकी जानकारी मिलती है।

प्रत्येक व्यक्ति की इच्छा होती है कि वह अपने देश की, अपने समाज की अधिकाधिक सेवा करे। ऐसा करने के लिए उसका एक अच्छा नागरिक होना बहुत आवश्यक है। एक अच्छा नागरिक बनने हेतु व्यक्ति में जिन गुणों का होना आवश्यक है, उनका वर्णन इस प्रकार है—

☞ सहनशीलता वह गुण है, जो मुनष्य को प्रगति-पथ का अनुगामी बनाती है। अपने इस विशेष गुण के बल पर वह समाज में एक विशेष स्थान प्राप्त करता है। स्वास्थ्य शिक्षा व्यक्ति के भीतर इस गुण को पैदा करने में महत्त्वपूर्ण भूमिका निभाती है। जिस व्यक्ति में इस गुण का अभाव होता है, वह जीवन भर सफलता के लिए तरसता है।

☞ प्रत्येक व्यक्ति की अपने देश के प्रति, अपने समाज के प्रति कुछ जिम्मेदारी होती है और साथ ही कुछ कर्तव्य भी होते हैं। ऐसे में प्रत्येक व्यक्ति का यह धर्म होता है कि वह अपनी जिम्मेदारियों एवं कर्तव्यों का निर्वाह भली प्रकार कर अपने समाज व देश के उत्थान में योगदान दे। ऐसा करने में स्वास्थ्य शिक्षा बड़ी सहायक होती है।

☞ प्राकृतिक साधन मनुष्य के लिए बहुत उपयोगी होते हैं और जिन पर उसका जीवन अधिकांश रूप में निर्भर करता है। स्वास्थ्य शिक्षा इन प्राकृतिक साधनों के उपयोग से मनुष्य को परिचित कराती है कि इनका उपयोग कितनी मात्रा में और किस प्रकार किया जाए। वर्तमान समय में जंगलों को बड़ी तेजी से काटा जा रहा है, जिनका नकारात्मक प्रभाव मनुष्य के रहन-सहन के स्तर पर पड़ रहा है।

☞ स्वास्थ्य शिक्षा का मुख्य लक्ष्य है—मानव कल्याण। स्वास्थ्य शिक्षा का प्रत्येक कार्यक्रम मनुष्य के कल्याण से जुड़ा होता है। मनुष्य की आदत, व्यवहार और इच्छाएँ सभी को स्वास्थ्य शिक्षा के प्रत्येक कार्यक्रम के अंतर्गत समान रूप से प्राथमिकता दी जाती है।

स्वास्थ्य शिक्षा प्रत्येक मनुष्य के लिए अत्यंत उपयोगी है। इसकी वास्तविक

उपयोगिता तो तब सामने आएगी, जब इसे अनिवार्य विषय के रूप में विद्यालयों व अन्य शिक्षण संस्थाओं में भी लागू किया जाएगा। स्वास्थ्य शिक्षा केवल सामाजिक या शारीरिक दृष्टि से ही महत्त्वपूर्ण नहीं है, बल्कि यह व्यावहारिक दृष्टि से भी बहुत महत्त्व रखती है।

□

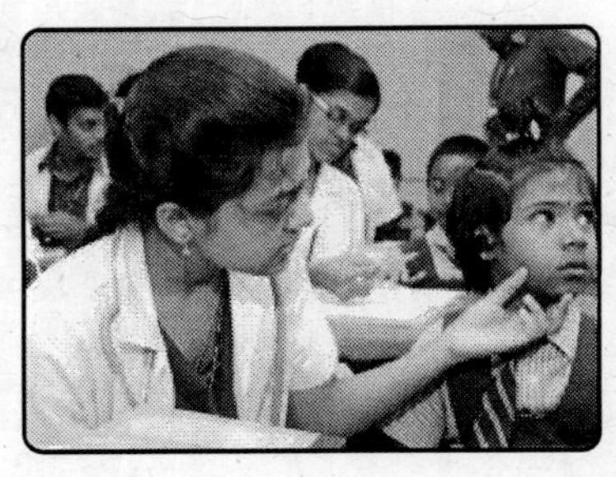

स्वास्थ्य शिक्षा के सिद्धांत

"स्वास्थ्य शिक्षा को जब तक शिक्षा का अभिन्न अंग नहीं माना जाता और शिक्षा अधिकारी स्कूल-कॉलेजों में छात्रों के लिए इसकी आवश्यकता को स्वीकार नहीं करते, तब तक देश के नवयुवक राष्ट्र-कल्याण के लिए अपना सौ प्रतिशत योगदान कदापि नहीं दे सकते"

—एक विशेषज्ञ की टिप्पणी

प्रत्येक व्यक्ति के जीवन में अपने कुछ उद्देश्य और सिद्धांत होते हैं, जिनका अनुसरण कर वह सफलता के पथ पर अग्रसर होता है। जिसका जीवन सिद्धांतहीन होता है, उसका जीवन समुद्र में भटकती उस नाव की भाँति होता है, जिसकी न तो कोई दिशा होती है और न ही कोई मंजिल। जीवन को सफल बनाने में सिद्धांतों का बड़ा महत्त्वपूर्ण योगदान होता है। प्रकृति ने ऐसे-ऐसे नियम व कानून बनाए हैं, जिनकी छानबीन में हमेशा ही मनुष्य को रुचि रही है।

स्वास्थ्य शिक्षा का संबंध मनुष्य के स्वास्थ्य से संबंधित प्रत्येक पक्ष से है। स्वास्थ्य शिक्षा का आधार कुछ ऐसे महत्त्वपूर्ण सिद्धातों पर टिका हुआ है, जिनके पालन से मनुष्य अपने जीवन को सुखी बना सकता है। स्वास्थ्य शिक्षा का संपूर्ण कार्य एवं विधि इन सिद्धांतों पर ही आधारित है। जैसे-जैसे समय बदलता गया, आवश्यकतानुसार इन सिद्धांतों का स्वरूप भी बदलता गया। नित नए-नए प्रयोग स्वास्थ्य शिक्षा के क्षेत्र में आज संपूर्ण हो रहे हैं, जिनके बारे में स्पष्टीकरण दिया जा रहा है कि ऐसा मनुष्य के हितार्थ के लिए किया जा रहा है।

प्राचीन समय में स्वास्थ्य शिक्षा का आधार केवल अनुमान ही हुआ करते थे। अनुमान के आधार पर ही उस समय लोग अपने निर्णय लिया करते थे, लेकिन अब

चीजें बदल गई हैं। नित नए परीक्षणों एवं खोज के कारण अनुमान की जगह वैज्ञानिक आधार ने ले ली है। आज स्वास्थ्य के क्षेत्र में अधिकांश निर्णय वैज्ञानिक आधार पर लिये जाते हैं, न कि अनुमान या अंदाज ये आधार पर। मनुष्य के सुखी जीवन का आधार वे सृजनात्मक सिद्धांत हैं, जिनका वर्णन इस प्रकार है—

- छात्रों में विद्यालयों या अन्य शिक्षण संस्थाओं में अपनाए जानेवाले सभी स्वास्थ्य शिक्षा संबंधी कार्यक्रमों के दौरान शारीरिक, मानसिक और भावात्मक अवस्था एवं उन अवस्थाओं में कार्य करने की शक्ति के विचार अवश्य प्रस्तुत किए जाने चाहिए।
- स्वास्थ्य शिक्षा से संबंधित ऐसे कार्यक्रमों को अमल में लाया जाना चाहिए, जिनके प्रभावों एवं गुणों की जानकारी से छात्रों को अवगत कराया जा सके।
- लोगों का स्वास्थ्य शिक्षा के संबंध में जानकारी ऐसी भाषा के माध्यम से दी जानी चाहिए, जिसे वे आसानी से समझ सकें।
- स्वास्थ्य शिक्षा के कार्य प्रत्येक वर्ग, जाति या समूह के लिए होने चाहिए, जिनके माध्यम से सभी अपने जीवन को सफल एवं सुखी बनाने में लाभ उठा सकें।
- स्वास्थ्य शिक्षा की क्रियाओं को केवल मौखिक रूप में ही नहीं, बल्कि व्यावहारिक रूप में भी प्रस्तुत किया जाना चाहिए।
- स्वास्थ्य शिक्षा कार्यक्रमों को ऐसे प्रस्तुत किया जाना चाहिए, जिनमें व्यक्ति के लिए एक-दूसरे से विचार-विमर्श करने की सुविधा हो।
- व्यक्ति की अच्छी आदतों की तो खुलकर प्रशंसा की जानी चाहिए और उसकी बुरी या गलत आदतों का उपचार बड़े ही प्यार व मनोवैज्ञानिक तरीके से किया जाना चाहिए।
- स्वास्थ्य शिक्षा से संबंधित विचारों का आदान-प्रदान इस प्रकार होना चाहिए, जिससे लोगों को उन्हें ग्रहण करने एवं समझने में आसानी हो सके।
- व्यक्ति के स्वास्थ्य में सुधार हेतु जो भी स्वास्थ्य शिक्षा से संबंधित कार्यक्रम या क्रियाएँ अपनाई जाएँ, वे उस व्यक्ति की रुचि एवं आवश्यकता के अनुसार होनी चाहिए; क्योंकि इनसे स्वास्थ्य-सुधार में अधिक लाभ मिलेगा।
- स्वास्थ्य शिक्षा का जो भी कार्यक्रम हो, उसका उद्देश्य प्रत्येक व्यक्ति के भीतर एक अच्छा और उच्च स्तरीय स्वास्थ्य होना चाहिए।

किसी भी व्यक्ति के लिए उसका स्वास्थ्य ही उसकी सबसे बड़ी संपत्ति होती

है। यदि व्यक्ति का स्वास्थ्य अच्छा है तो वह विपरीत परिस्थितियों में भी कठिन-से-कठिन कार्य को अंजाम दे सकता है। यदि हम कहें कि व्यक्ति की सफलता का आधार भी उसका अच्छा स्वास्थ्य है तो कोई अतिशयोक्ति नहीं होगी। एक अच्छा स्वास्थ्य पाने के लिए व्यक्ति को बहुत कड़ी मेहनत करनी पड़ती है। जिस प्रकार आग में गलाकर सोने को कुंदन का रूप दिया जाता है, उसी प्रकार शरीर को अच्छी आदतों की भट्‌टी में तपाकर अच्छे शरीर का रूप दिया जाता है।

किसी भी लक्ष्य को पाने से पहले नियमों का बना लेना आवश्यक होता है। नियम बना लेने से व्यक्ति को अपने लक्ष्य की प्राप्ति में सुगमता हो जाती है। आज तक जितने भी सफल व्यक्ति हुए हैं; उनकी सफलता में नियमों की बहुत महत्त्वपूर्ण भूमिका रही है।

अब हम बात करते हैं सिद्धांतों की, जिनकी हमेशा से ही मनुष्य के जीवन में उपयोगिता रही है। किसी भी सिद्धांत को प्रयोग में लाए जाने से पहले यह आवश्यक होता है कि उनकी भली प्रकार जाँच-पड़ताल कर ली जाए और यह जाँच-पड़ताल उस सिद्धांत के परिणाम या प्रभाव को आधार बनाकर की जा सकती है। सिद्धांतों की प्रकृति बहुत कठोर होती है और फिर इनमें फेरबदल करना भी आसान नहीं होता। हालाँकि ऐसा नहीं है कि इनमें केवल क़ठोरता ही होती है, बल्कि इनमें लचीलापन भी होता है।

सिद्धांत मुख्य रूप से व्यक्ति के आदर्शों और उसके विश्वासों के बीच तालमेल को स्थापित करते हैं। स्वास्थ्य शिक्षा एक ऐसा विषय है, जो पेचीदगियों और रोचकताओं से भरा हुआ है। स्वास्थ्य शिक्षा में भले ही नित नए प्रयोग हो रहे हों और नए-नए नियम बन रहे हों, लेकिन फिर भी इसमें वैज्ञानिक दृष्टिकोण के साथ-साथ दार्शनिक दृष्टिकोण की अपनी एक अलग महत्ता बनी हुई है। सच्चाई और वास्तविकता को परिपक्व रूप देना ही सिद्धांतों का मुख्य कार्य है। सच्चाई को उजागर करने में सिद्धांतों की महत्त्वपूर्ण भूमिका होती है।

परिवर्तन प्रकृति का स्वभाव है। समय एवं आवश्यकतानुसार प्रकृति के सिद्धांत बनते हैं; उसी तरह अन्य सिद्धांत भी बनते रहते हैं। समय की माँग के अनुसार सिद्धांतों में परिवर्तन होना भी चाहिए। एक समय पर सिद्धांत लोगों के लिए लाभकारी एवं उपयोगी होते हैं, जबकि आगे चलकर यही सिद्धांत लोगों के लिए फिजूल की बात बन जाते हैं। बस, यही कारण है कि इनमें परिवर्तन कर वर्तमान लोगों की आवश्यकतानुसार इन्हें प्रस्तुत किया जाता है।

आज स्वास्थ्य शिक्षा का ढाँचा बहुत बदल गया है और इस बदलाव के तहत

स्वास्थ्य शिक्षा के क्षेत्र में नई-नई खोजें हुई हैं। इन सभी खोजों का आधार वैज्ञानिक पक्ष रहा है। वैज्ञानिक दृष्टिकोण के आधार पर मनुष्य उन तथ्यों को जानने में सफल रहा है, जो कभी उसके लिए एक अबूझ पहेली हुआ करते थे।

पूर्व समय में आज की तरह न तो मनुष्य के पास आधुनिक यंत्र थे और न ही अनुसंधानशालाएँ। किसी घटना पर विश्वास करने के लिए उसके पास केवल एक आधार था—अवलोकन, अपने आसपास घटनेवाली घटनाओं का मनुष्य ने बारंबार अवलोकन किया और फिर इसी अवलोकन को आधार बनाकर उसने सिद्धांत को प्रस्तुत किया। ऐसा करने के पीछे मनुष्य का एक मुख्य कारण यह था कि शायद वह अपनी आनेवाली पीढ़ी को कुछ ज्ञान दे सके। इसके बाद धीरे-धीरे मनुष्य बौद्धिक विकास करता गया और फिर वह समय आया, जब उसने अपने अवलोकन का व्यावहारिक प्रयोग अनुसंधानशालाओं में करना आरंभ कर दिया।

दर्शनशास्त्र को विचारों या घटनाओं का आधार माना जाता है। जबकि प्रयोग और विश्लेषण का आधार विज्ञान को माना जाता है। इसमें कोई संदेह नहीं कि हमारे जीवन में दर्शनशास्त्र का बहुत महत्त्व है। दर्शनशास्त्र हमारे लिए आत्मा-परमात्मा में विश्वास के प्रतिपादन में बड़ा लाभकारी सिद्ध हुआ है।

सिद्धांतों का मूल आधार दर्शनशास्त्र है। सिद्धांत मनुष्य के विचारों, आदर्शों और विश्वासों का वह मूल्य है, जो उसे जीवन के उद्देश्यों को प्राप्त करने में सहायता प्रदान करता हैं। किसी भी लक्ष्य की प्राप्ति तब तक नहीं हो सकती, जब तक उसकी शिक्षा के आधार के रूप में उससे संबंधित सिद्धांत को व्यवहार में नहीं लाया जाता। स्वास्थ्य शिक्षा वह महान् साहसिक कार्य है, जो सीधे व्यक्ति के विकास से संबंधित है।

स्वास्थ्य शिक्षा को हम दो प्रकार के सिद्धांतों में विभाजित कर सकते हैं—पहला जैविक सिद्धांत और दूसरा दर्शनशास्त्र का सिद्धांत। जैविक सिद्धांत के अनुसार, मुनष्य ने जीवन-विकास की विभिन्न अवस्थाओं को पार किया है और अन्य जीवों की भाँति मनुष्य का भी अपना एक अलग जैविक इतिहास है। महान् जीव वैज्ञानिक डर्विन के कथनानुसार, मनुष्य जीव-विकास क्रम की सबसे जटिल कड़ी है। इस जीव-विकास के क्रम में मनुष्य के पूर्वजों ने अपनी कुछ विशेषताओं का परित्याग कर दिया और कुछ नई विधियों, जैसे—दौड़ने-भागने आदि विशेषताओं को ग्रहण कर लिया। इस परिवर्तन के बारे में डर्विन ने तर्क दिया कि शायद भोजन करने की प्रणाली ही इस परिवर्तन का कारण बनी।

जैसे-जैसे वातावरण में परिवर्तन आता जा रहा है, वैसी ही मनुष्य की शारीरिक

एवं मानसिक प्रणाली में भी परिवर्तन हो रहा है। हाँ, इन परिवर्तनों की प्रकृति इतनी सूक्ष्म और मंद है कि मनुष्य को इनका आभास होना लगभग असंभव ही है। यदि मनुष्य विकास-क्रम के कारण होनेवाले परिवर्तनों के अनुसार अपने आपको नहीं ढालता तो वह भी अन्य जीवों की भाँति अपना अस्तित्व खो चुका होता।

आरंभ से ही परिवर्तन का अपना एक विशेष महत्त्व रहा है। यदि मनुष्य क्रमिक परिवर्तनों के अनुसार अपना जीवनयापन न करता तो वह भी आज लुप्तप्राय जीवों की श्रेणी में शामिल हो जाता। पहले की अपेक्षा आज के समय में मनुष्य का जीवन सुगम हो गया है। मनुष्य ने अपने बौद्धिक विकास के बल पर अपने लिए इतनी सुविधाएँ पैदा कर ली हैं कि उसे अपने अंगों का बहुत ही कम प्रयोग करना पड़ता है। विकास एवं उन्नति करना अच्छी बात है, लेकिन आधुनिकीकरण के इस युग में मनुष्य इतना आरामतलब हो गया है कि वह अपने शरीर के अंगों का उचित रूप से प्रयोग करना भूल रहा है और यह भूल उसके लिए एक बड़ा खतरा बनकर सामने आ सकती है। यह वैज्ञानिक कथन है कि यदि शरीर के किसी अंग का प्रयोग न किया जाए तो उस अंग के परिमृत होने का खतरा पैदा हो जाता है। वैज्ञानिकों का यह भी कहना है कि यदि मनुष्य ने केवल मानसिक उन्नति के साथ-साथ अपनी शारीरिक उन्नति की ओर ध्यान नहीं दिया तो संभव है कि उसके शरीर के अन्य अंग परिमृत श्रेणी को प्राप्त हो जाएँ। अतः मनुष्य को अपना संपूर्ण अस्तित्व बचाए रखने के लिए आवश्यक है कि वह अपने द्वारा निर्मित कृत्रिम वातावरण से बाहर निकलकर प्राकृतिक वातावरण में जीने की आदत डाले।

स्वास्थ्य शिक्षा के क्षेत्र में दर्शनशास्त्र की भी बड़ी महत्त्वपूर्ण भूमिका है। दर्शनशास्त्र का सिद्धांत अंतरदृष्टि और अनुभवों का मिला-जुला परिणाम है। दर्शनशास्त्र की एक बड़ी विशेषता यह है कि इसके सिद्धांत परिवर्तनशील होते हैं और वातावरण के अनुसार उनमें परिवर्तन होता रहता है। धार्मिक, सामाजिक, राजनीतिक, आर्थिक और समकालिक इत्यादि परिस्थितियाँ दर्शनशास्त्र पर आधारित हैं। स्वास्थ्य शिक्षा में दर्शनशास्त्र पर आधारित सिद्धांतों का भाव उन धारणाओं और मान्यताओं से है, जो इस बात से परिचित कराते हैं कि क्या स्वास्थ्य शिक्षा नैतिकता और आध्यात्मिकता की दृष्टि से मान्य है, या नहीं।

संसार में जिस वस्तु का अस्तित्व है, उसका विकास होना लाजिमी है। मानवीय जीवन में 'शारीरिक रचना और कार्य का विकास' में बहुत गहरा रिश्ता है। इस बात में कोई संदेह नहीं कि विकास में क्रिया का सबसे बड़ा योगदान होता है।

जब बात स्वास्थ्य शिक्षा की हो तो शारीरिक संरचना के महत्त्व को अनदेखा

नहीं किया जा सकता है। जिन लोगों की शारीरिक संरचना गोलाईदार होती है, वे आम तौर पर मोटे होते हैं अर्थात् ये मोटापे का शिकार होते हैं। मोटे लोगों में चुस्ती-फुरती नहीं होती, जिससे ये कोई भी कार्य तुरंत कर सकने की स्थिति में नहीं होते।

जिन लोगों की शारीरिक संरचना आयताकार वाली होती है, उनकी मांसपेशियाँ बहुत मजबूत और ताकतवर होती हैं। इस तरह के व्यक्ति झट से कार्य करने की क्षमता रखते हैं। उनमें सुस्ती और आलस्य नहीं होता है और वे हमेशा ऊर्जा से भरे रहते हैं। तीसरे प्रकार के वे व्यक्ति होते हैं, जो अधिक लंबाई वाले होते हैं। इनका शरीर दुबली-पतली कायावाला होता है। इस प्रकार के व्यक्ति बड़े ही सहनशील होते हैं।

चलने-फिरने, उठने-बैठने और खान-पान जैसी क्रियाओं पर शारीरिक संरचना का असर पड़ता है। यदि व्यक्ति स्वस्थ नहीं होगा और शारीरिक रूप से कमजोर होगा तो सुस्ती और आलस्य जैसे अवगुण तो होंगे ही, साथ ही उसे किसी कार्य के दौरान थकावट भी अधिक महसूस होगी। नाड़ी या मांसपेशियों की कमजोरी के कारण भी व्यक्ति में कई बीमारियाँ पैदा हो सकती हैं। इस तरह कहा जा सकता है कि शारीरिक संरचना का मनुष्य के जीवन पर बड़ा गहरा प्रभाव पड़ता है।

शारीरिक संरचना और कार्य दोनों का एक-दूसरे से गहरा संबंध है। यदि व्यक्ति अपने आपको कार्य में व्यस्त रखता है तो उसके शारीरिक अंग चलायमान रहते हैं, लेकिन यदि व्यक्ति शारीरिक श्रम से बचा रहे तो यह स्थिति उसके लिए बड़ी हानिकारक सिद्ध हो सकती है।

मनुष्य के स्वास्थ्य के लिए व्यायाम की बड़ी महत्ता है। हालाँकि हर आयु के व्यक्ति के लिए व्यायाम बड़ा लाभकारी है, लेकिन छात्रों और युवाओं के लिए इसका महत्त्व और भी अधिक है। प्रत्येक व्यक्ति के लिए व्यायाम की उतनी ही आवश्यकता है, जितनी आवश्यकता जीवन-निर्वाह के लिए भोजन-पानी की। व्यायाम के अभाव में मनुष्य का शरीर असंतुलित रहता है, जिससे कई गंभीर बीमारियों के पैदा होने की संभावना बढ़ जाती है और इससे उसके विकास में कमी पैदा हो जाती है।

यदि व्यक्ति को अपना शरीर मजबूत और सुंदर रखना है तो फिर उसे व्यायाम करना होगा। नियमित व्यायाम करने से व्यक्ति चुस्त-दुरुस्त तो रहेगा ही, साथ ही उसे दैनिक कार्य करने में कोई कठिनाई नहीं होगी। व्यायाम का सबसे बड़ा लाभ

यह है कि इससे व्यक्ति अनेक प्रकार की गंभीर बीमारियों से बचा रहता है।

व्यायाम करने से शरीर की भीतरी रासायनिक ग्रंथियाँ अपना कार्य ठीक प्रकार से करने लगती हैं, जिससे शारीरिक विकास में बहुत सहायता मिलती है। पाचन-क्रिया भी दुरुस्त हो जाती है, जिससे व्यक्ति को खाने-पीने में कोई समस्या नहीं होती। व्यायाम का एक सकारात्मक पहलू यह है कि इससे व्यक्ति की जीवन-अवधि में भी वृद्धि होती है।

प्रत्येक व्यक्ति को व्यायाम अपनी शारीरिक संरचना के अनुसार ही करना चाहिए। यदि व्यक्ति अपनी शारीरिक संरचना के अनुसार व्यायाम नहीं करता है तो उसे उसके अच्छे प्रभाव से वंचित रहना पड़ सकता है। यही नहीं, इसका विपरीत प्रभाव यह होगा कि शरीर में अनेक प्रकार के विकार पैदा हो सकते हैं। इससे व्यक्ति का जीवन दु:ख से भर जाता है। शारीरिक संरचना के बाद बात आती है कार्यक्रम की। व्यक्ति का व्यायाम करने का कार्यक्रम एक जैसा होना चाहिए और इसे बीच-बीच में नहीं छोड़ना चाहिए। नियमित और तय समयानुसार व्यक्ति को व्यायाम करना चाहिए।

स्वास्थ्य शिक्षा में शारीरिक वृद्धि और विकास का बहुत अधिक महत्त्व है। व्यक्ति स्वास्थ्य शिक्षा के उद्देश्यों की प्राप्ति के लिए विधिपूर्वक तभी कार्य को अंजाम तक पहुँचा सकता है, जब वह मानव विकास और वृद्धि के आधारभूत नियमों और प्रकृति की अच्छी प्रकार से पहचान कर ले अर्थात् उन्हें जान ले। इसके बावजूद ही शरीर का संपूर्ण विकास संभव है।

स्वास्थ्य शिक्षा में व्यक्ति के खान-पान का बड़ा ही महत्त्व है। यदि खान-पान उचित हो तो व्यक्ति का शारीरिक विकास उचित प्रकार से होता है। भोजन में आवश्यक तत्त्वों की कमी के कारण ही शरीर का उचित प्रकार से विकास संभव नहीं हो पाता। अत: यह आवश्यक है कि बच्चों या छात्रों को बचपन से ही भोजन की महत्ता से अवगत कराया जाए।

जब व्यक्ति स्वास्थ्य शिक्षा के कार्यक्रमों में भाग लेता है तो उसका विकास और वृद्धि दोनों का होना स्वाभाविक है। इस संबंध में सबसे बड़ी बात यह है कि प्रत्येक अध्यापक और माता-पिता को स्वास्थ्य शिक्षा के आधारभूत सिद्धांतों की जानकारी होना आवश्यक है, क्योंकि तभी वे बच्चों का या छात्रों का उचित प्रकार से मार्गदर्शन कर सकेंगे।

प्रत्येक व्यक्ति की यह तीव्र इच्छा होती है कि उसका जीवन बड़े ही सुख और शांत ढंग से व्यतीत हो तथा इसके लिए वह हमेशा प्रयत्नशील रहता है। व्यक्ति

अपने इस उद्देश्य में तभी सफलता प्राप्त कर सकता है, जब वह स्वास्थ्य शिक्षा के आधारभूत सिद्धांतों की अच्छी तरह पहचान कर ले और उनका उचित प्रकार से उपयोग कर ले।

स्वास्थ्य शिक्षा के अंतर्गत वातावरण की महत्ता से भी परिचित कराया जाता है। वातावरण में कुछ ऐसे भौतिक तथ्य हैं, जो व्यक्ति को सदैव आकर्षित करने के साथ-साथ उत्तेजित भी करते हैं जैसे, वस्तुएँ, घटनाएँ और अवस्थाएँ आदि। वातावरण का व्यक्ति के जीवन पर बहुत गहरा प्रभाव पड़ता है। जन्म से लेकर मृत्यु तक व्यक्ति वातावरण के बंधन में बँधा रहता है। व्यक्ति को जैसा वातावरण मिलता है, उसकी मनोवृत्ति भी वैसी होती है।

सबसे पहले हम बात करते हैं भौतिक वातावरण की। इसके अंतर्गत व्यक्ति को रोटी, कपड़ा और मकान आदि की आवश्यकता होती है। ये सभी वस्तुएँ ही भौतिक वातावरण की नींव तैयार करती हैं। यदि व्यक्ति को ये सब चीजें उचित प्रकार से मिल जाएँ तो उसका जीवन सुखी और शांति से परिपूर्ण हो जाता है। इसके बाद बात आती है सामाजिक वातावरण की, समाज में होने वाली प्रत्येक प्रकार की गतिविधि का व्यक्ति पर प्रभाव पड़ता है। यदि समाज का वातावरण सुशिक्षित हो और उसमें होनेवाली गतिविधियाँ उचित हों तो इससे व्यक्ति का जीवन सफल हो जाता है और स्थिति इसके विपरीत हो तो उसका संपूर्ण जीवन कोयले की भट्ठी बन जाता है।

स्वास्थ्य शिक्षा में मनोवैज्ञानिक सिद्धांत की बड़ी महत्त्वपूर्ण भूमिका होती है। यह देखने में आया है कि मनुष्य का स्वभाव बहुत ही विचित्र और जटिल होता है। स्वास्थ्य शिक्षा का सिद्धांत है, मनुष्य का पूर्ण रूप से शारीरिक विकास करना। इसके लिए यह आवश्यक हो जाता है कि मनुष्य के स्वभाव के बारे में पूरी जानकारी प्राप्त हो। ऐसी जानकारी केवल मनोविज्ञान के माध्यम से ही प्राप्त हो सकती है। बस, यही वजह है कि स्वास्थ्य शिक्षा में मनोविज्ञान का अध्ययन अत्यंत आवश्यक है।

स्वास्थ्य शिक्षा में मनोविज्ञान की क्या भूमिका है, इस पर विस्तारपूर्वक चर्चा करने से पहले मनोविज्ञान का अर्थ जान लेना आवश्यक है। मनोविज्ञान यूनानी भाषा के दो शब्दों से मिलकर बना है—पहला शब्द Phyche और दूसरा शब्द Logos है, जिनका शाब्दिक अर्थ है आत्मा और विचार। गहराई से अवलोकन करने पर पता चलता है कि मनोविज्ञान की सहायता से छिपे रहस्यों से परिचित हुआ जा सकता है। इस संबंध में प्लेटो ने कहा था कि व्यक्ति शरीर और आत्मा

का मेल है, लेकिन हैं ये दोनों अलग-अलग।

मनोविज्ञान को आत्मा का विज्ञान भी कहा जाता है, लेकिन इस संबंध में कुछ विद्वान् इस अवधारणा को नहीं मानते। रोस ने कहा है कि मनोविज्ञान मानसिक रूप में व्यवहार का अनुवाद और उल्लेख है। जबकि जेम्स ड्रेनर का मानना है कि मनोविज्ञान वह विज्ञान है, जो जीवित व्यक्ति के व्यवहार को मानसिक रूप में बताने की कोशिश करता है। इस तरह मनोविज्ञान वह विज्ञान है, जो व्यक्ति के जन्म से लेकर मरने तक उसका और उसके द्वारा की गई क्रियाओं का अध्ययन करता है, यानी मनोविज्ञान द्वारा व्यक्ति के व्यवहार और सीखने के ढंग आदि का अध्ययन किया जाता है।

मनोविज्ञान के तहत सबसे पहले मन और फिर शरीर की क्रियाओं को समझने का प्रयास किया जाता है। ऐसा माना जाता है कि शरीर के अंगों की अवस्था मन एवं विचारों को प्रभावित करती है। इसके अलावा पाचन-क्रिया भी मन एवं विचार को प्रभावित करती है। जैसे विचार होते हैं, उसी प्रकार सभी शारीरिक क्रियाओं में परिवर्तन आते हैं। इस तरह कहा जा सकता है कि सोच-विचार का कार्य केवल मन द्वारा ही नहीं होता, बल्कि अन्य शारीरिक क्रियाओं द्वारा भी ऐसा होता है।

मन का कार्य संपूर्ण शरीर का कार्य है। प्रत्येक कार्य में एक विचार होता है और प्रत्येक विचार से कोई-न-कोई कार्य जुड़ा होता है। लिखना, पढ़ना, सीखना, चलना और घूमना आदि ऐसी क्रियाएँ हैं, जिनका कार्य व्यक्ति के व्यक्तित्व का विकास करना होता है। ऐसी क्रिया के दौरान शरीर और मन एकत्व रूप धारण कर लेते हैं।

स्वास्थ्य शिक्षा शरीर और मन की एकता का अनुसरण करते हुए अपने सभी कार्यक्रमों में व्यक्ति के संपूर्ण व्यक्तित्व का विकास करने का प्रयास करती है। अतः स्वास्थ्य शिक्षा इस प्रकार कार्य करती है कि इससे जुड़नेवाले प्रत्येक व्यक्ति का शारीरिक, मानसिक, सामाजिक और भावात्मक विकास हो सके। मनोविज्ञान के इन महत्त्वपूर्ण सिद्धांतों पर चलकर स्वास्थ्य शिक्षा अपने वास्तविक उद्देश्य की प्राप्ति में सफल हो सकती है।

सीखने की प्रक्रिया भी स्वास्थ्य शिक्षा का एक महत्त्वपूर्ण भाग है। जो भी जीव इस पृथ्वी ग्रह पर जन्मा है, उसके भीतर कुछ-न-कुछ सीखने की प्रबल इच्छा रही है। प्रत्येक जीव अपने जन्म से लेकर मृत्यु तक कुछ-न-कुछ सीखता ही रहता है। 'क्रो-एंड-क्रो' ने इस संबंध में बताया है, "सीखना आदतों, ज्ञान और विचारधारा को इकट्ठा करता है। इसमें कार्य को करने के नए ढंग शामिल

होते हैं और इनकी शुरुआत व्यक्ति द्वारा किसी भी रुकावट को दूर करने अथवा अपनी नई अवस्थाओं में अपने नए व्यवहार या प्रयत्नों को लेकर होती है। इसकी सहायता से विचारधारा में परिवर्तन होते रहते हैं। यह व्यक्ति को अपनी रुचियों और उद्देश्यों को प्राप्त करने के लायक बनाती है।

स्वास्थ्य शिक्षा के अंतर्गत प्रत्येक व्यक्ति को, प्रत्येक क्रिया के माध्यम से कुछ-न-कुछ सीखने के नए-नए अवसर दिए जाते हैं। अब यह व्यक्ति के ऊपर निर्भर करता है कि वह क्या सीखना चाहता है और वह जो भी सीखना चाहता है, क्या वह उस कार्य के लिए मानसिक एवं शारीरिक रूप से तैयार है, या नहीं। जैसे—कोई व्यक्ति क्रिकेट सीखना चाहता है तो उसके लिए यह आवश्यक है कि क्या वह क्रिकेट सीखने के लिए मानसिक एवं शारीरिक रूप से तैयार है? इसमें भी मानसिक क्रिया की सबसे बड़ी भूमिका होती है। यदि व्यक्ति के अंदर क्रिकेट सीखने का चाव है या इच्छा है तो फिर उसका मन क्रिकेट सीखने के लिए तैयार हो जाएगा और फिर वह क्रिया भी बड़ी आसानी से सीखी जा सकेगी। इसके विपरीत यदि वह व्यक्ति क्रिकेट सीखने के लिए मानसिक रूप से तैयार नहीं है, लेकिन उसे क्रिकेट सीखने के लिए उस पर लगातार दबाव बनाया जाता है तो यह उचित नहीं, क्योंकि जबरदस्ती सिखाई गई किसी भी क्रिया का परिणाम उचित नहीं होता।

यहाँ एक बात अधिक महत्त्व रखती है कि यदि किसी भी सीखने वाले व्यक्ति के भीतर सीखने की ललक हो और सिखानेवाले के भीतर भी सिखाने में रुचि हो तो इससे कार्य और भी आसान हो जाता है।

यह तो था सीखने का नियम। अब बात करते हैं अभ्यास के नियम की। विद्वानों का मानना है कि कोई भी कार्य कितना भी कठिन क्यों न हो, यदि अभ्यास किया जाए तो वह उसमें सफल हो ही जाता है। उदाहरण के तौर पर एक समय था, जब आसमान में जाना मनुष्य के लिए किसी स्वप्न सरीखी बात थी, लेकिन बाद में मनुष्य ने इसके लिए अभ्यास किया तो उसे सफलता मिली। अत: अभ्यास करके ही कठिन-से-कठिन कार्य में सफलता प्राप्त की जा सकती है।

प्रभाव का नियम भी सीखने और अभ्यास के नियम जैसा ही है। कोई भी व्यक्ति किसी भी क्रिया को तभी तक जारी रखता है, जब तक उसका प्रभाव अच्छा होता है। अच्छे प्रभाव के कारण ही व्यक्ति में सीखने की ललक पैदा होती है। इसके विपरीत यदि किसी भी व्यक्ति को कोई भी क्रिया को सीखने के दौरान उसके प्रभाव अच्छे न आएँ तो फिर ऐसे में उसका मन उस क्रिया को सीखने से

हट जाता है। यह बहुत ही आवश्यक है कि जो भी क्रिया सीखी जाती है, उसका प्रभाव अच्छा होना चाहिए।

स्वास्थ्य शिक्षा के कार्यक्रमों में समय और दिशा के उपयोग की भी जानकारी दी जाती है। अनुकूल और प्रतिकूल समय का बड़ा महत्त्व है। यदि समय अनुकूल हो तो कार्य में रुचि होने के कारण व्यक्ति के लिए वह कार्य और भी आसान हो जाता है। इसके विपरीत यदि प्रतिकूल समय में कोई कार्य किया जाए तो इससे बाधाएँ पैदा होने के साथ-साथ नुकसान की संभावना अधिक होती है। अत: हर किसी के लिए यह आवश्यक है कि समय की स्थिति को देखते हुए ही किसी भी कार्य से जुड़ा जाए।

दिशा का भी व्यक्ति के कार्य में बड़ा महत्त्वपूर्ण योगदान होता है। जो व्यक्ति दिशाहीन होता है, उसके लिए सफलता अर्जित करना लगभग असंभव होता है। किसी भी कार्य को करने से पहले उसकी दिशा तय कर लेना आवश्यक होता है। इससे कार्य में सफलता की संभावना दो गुनी हो जाती है। यदि कार्य करने से पहले उसकी दिशा तय न हो तो उस कार्य में सफलता का मिलना मुश्किल ही नहीं, बल्कि असंभव भी होता है।

स्वास्थ्य शिक्षा के क्षेत्र में शारीरिक क्रियाओं के प्रशिक्षण के लिए शारीरिक रूप से फिट होना बहुत ही आवश्यक है। यदि कोई व्यक्ति शारीरिक रूप से फिट नहीं है, यानी वह किसी बीमारी से ग्रस्त है तो उसके लिए सीखना मुश्किल होता है। अत: शारीरिक रूप से फिट होना प्रत्येक व्यक्ति के लिए आवश्यक है और उस व्यक्ति के लिए तो और भी आवश्यक है, जो शारीरिक शिक्षा के क्षेत्र में अपना कॅरिअर बनाना चाहता है।

प्रत्येक व्यक्ति के लिए अंतरावलोकन की बड़ी महत्ता होती है। यदि किसी व्यक्ति को यह अहसास हो जाए कि उसने जो कुछ भी सीखा है, उसमें ये कमियाँ हैं और वह उनमें सुधार लाने के लिए प्रयास करता है तो इससे उसमें संतोष और संतुष्टि की भावना पैदा होती है। अत: अंतरावलोकन वह प्रक्रिया है, जो व्यक्ति को सही-गलत की पहचान कराकर सफल होने के लिए प्रेरित करती है।

व्यक्ति के अंदर हमेशा यह इच्छा हिलोरे लेती रहती है कि कोई उसकी भी तारीफ या सराहना करे। सराहना प्रत्येक व्यक्ति का एक भीतरी गुण है। सराहना की भावना के कारण ही व्यक्ति नई क्रियाओं को सीखने में अपने बहुमूल्य जीवन को भी दाँव पर लगा देता है। इसी निर्भयता या निडरता की भावना के कारण उसमें नई-नई चीजों को सीखने की ललक लगी रहती है, जिससे कि लोगों के बीच में

उसकी लगातार सराहना होती रहे।

स्वास्थ्य शिक्षा के अंतर्गत व्यक्ति को गतिशील रहने की प्रक्रिया से भी परिचित कराया जाता है। गतिशीलता के बल पर व्यक्ति अधिक तेजी से अपने कार्य में सफल हो सकता है। गतिशील कौशल के सीखने के लिए कुछ आवश्यक बिंदु इस प्रकार हैं—

- जो कार्य सिखाया जाना है, वह व्यक्ति की योग्यता के अनुसार होना चाहिए।
- सिखाते या सीखते समय अभ्यास के लिए पर्याप्त समय अवश्य दिया जाना चाहिए।
- सीखने वाले व्यक्ति के भीतर सिखाई जानेवाली क्रिया के प्रति रुचि होनी चाहिए।
- सीखनेवाली क्रिया के आदर्श व्यक्ति के सम्मुख होने चाहिए।

  जो शिक्षक यदि कोई भी क्रिया छात्रों को सिखाना चाहता है तो पहले उसे उस क्रिया का प्रदर्शन छात्रों के सम्मुख करके दिखाना चाहिए। इससे छात्रों को वह क्रिया अधिक तेजी से व आसानी से सीखने में बड़ी सहायता मिलती है।

  स्वास्थ्य शिक्षा का क्षेत्र काफी विस्तृत है। इसके बारे में जानकारी प्राप्त करने के लिए आवश्यक है कि कुछ ऐसे सिद्धांतों को जान लिया जाए, जिनकी स्वास्थ्य शिक्षा में बहुत महत्ता है-

- यह वह सिद्धांत है, जिसकी सहायता से व्यक्ति गलती में सुधार के बाद आखिरकार अपना उद्‌देश्य प्राप्त कर लेता है, यानी जब व्यक्ति पहले स्वयं कोई वस्तु या कार्य सीखने की कोशिश करता है तो उस दौरान वह कई बार गलती करता है और बार-बार गलती करने के बाद, वह उस कार्य में सफल हो जाता है। यह सिद्धांत प्रयास या गलती का सिद्धांत कहलाता है।
- प्रतियोगिता के सिद्धांत की बड़ी महत्ता है, क्योंकि इस सिद्धांत के द्वारा ही व्यक्ति को अपनी शक्तियों, क्षमता और तैयारी के बारे में पता चलता है। इस सिद्धांत के कारण ही वह अधिक-से-अधिक सीखने का प्रयास करता है।
- वह सिद्धांत जिसके अतंर्गत व्यक्ति के मस्तिष्क के भीतर किसी भी वस्तु या कार्य की एक तसवीर स्थापित हो जाती है और जो फिर, उस कार्य

को अभ्यास द्वारा सीखने के लिए और भी बना देता है, मानसिक अभ्यास का सिद्धांत कहलाता है। इस सिद्धांत के अंतर्गत कार्य करनेवाले व्यक्ति को अधिक मुश्किलों का सामना नहीं करना पड़ता।

- स्वास्थ्य शिक्षा का यह अत्यंत महत्त्वपूर्ण सिद्धांत है। जब व्यक्ति को उत्साहपूर्वक किसी भी प्रकार के कार्य को करने के लिए प्रेरित किया जाता है, तो उसे प्रेरणा या उत्साह का सिद्धांत कहते हैं। जब कोई व्यक्ति कोई प्रतियोगिता या पुरस्कार जीत लेता है तो यह उसके लिए उत्साह में वृद्धि का कार्य करता है।
- भावनाएँ व्यक्तित्व के विकास में बड़ी महत्त्वपूर्ण भूमिकाएँ निभाती हैं, क्योंकि किसी भी व्यक्ति के स्वभाव की जानकारी भावनाओं के माध्यम से मिल सकती है। जब कोई व्यक्ति कार्य करता है तो उस कार्य के दौरान भावनाएँ मार्गदर्शन के रूप में कार्य करती हैं। जिस व्यक्ति में भावनाओं का अभाव होता है, वह न तो अपने व्यक्तित्व का विकास कर पाता है और न समय या राष्ट्र के विकास में कोई योगदान दे पाता है।

भावनाओं के विकास में महत्त्वपूर्ण भूमिका निभानेवाले बिंदु निम्न प्रकार हैं—

शैशवावस्था में भावनात्मक विकास

शैशवावस्था में मनुष्य का मन अत्यंत कोमल होता है और उस अवस्था में उसके भीतर जिस तरह के भाव प्रवेशित होते हैं, वे जिंदगी भर लगभग उसी तरह के बने रहते हैं। उसके सामने जिस तरह की घटना घटित होती है, उसके भाव उसके मन में गहराई तक बैठ जाते हैं। वह जिस प्रकार अपने आस-पास के वातावरण में रहता है और उसमें होनेवाली प्रत्येक गतिविधि को देखता है, उसके भाव भी उसमें उसी तरह के होते हैं।

किशोरावस्था में भावनात्मक विकास

प्रत्येक मनुष्य के लिए यह अवस्था अत्यंत महत्त्वपूर्ण अवस्था होती है। इस अवस्था में मनुष्य में कई अनुभवी परिवर्तन होते हैं। उसमें मानसिक विकास के साथ-साथ भावनात्मक विकास भी बड़ी तेजी से होता है और उसमें नई-नई रुचियों के साथ-साथ नए-नए शौक भी पैदा होते हैं। उसमें नए उत्साह व साहस का संचार भी बड़ी तेजी से होता है। इस अवस्था में यदि मनुष्य अपने आपको सही चीजों की ओर न मोड़े तो उसके जीवन में बुराइयों का आना संभावी हो जाता है।

प्रौढ़ावस्था में भावनात्मक विकास

प्रौढ़ावस्था में मनुष्य दो प्रकार के खेलों से रूबरू होता है, जहाँ पहले प्रकार का खेल घर के भीतर तो दूसरे प्रकार का खेल खुले मैदानों में खेला जाता है। इस दौरान वह उस मानसिक स्थिति में छुटकारा पाने का प्रयास करता है, जो उसे घेरे रहती है। इनमें इच्छा के विरुद्ध विवाह होना, अधिक बच्चों का पैदा होना आदि शामिल हैं।

वृद्धावस्था में भावनात्मक विकास

इस अवस्था में मनुष्य अनेक प्रकार की कठिनाइयों से घिर जाता है, जैसे—इंद्रियों का कमजोर होना, कार्यक्षमता में कमी आ जाना आदि। मनुष्य शोर-शराबे से दूर शांतमय जीवन व्यतीत करने की इच्छा रखता है। अपने जीवन के अंतिम पड़ाव में मनुष्य को हँसी-मजाक करने, हलका-फुलका व्यायाम करने और व्यायाम करने की ओर ध्यान देना चाहिए। इस प्रकार के भावों से मनुष्य को संतुष्टि मिलना संभव है।

प्रशिक्षण के स्थानांतरण की स्वास्थ्य शिक्षा में बड़ी महत्त्वपूर्ण भूमिका होती है। जब किसी व्यक्ति को कोई खेल या कार्य का प्रशिक्षण दिया जाता है और वह उस स्थान से अन्यत्र चला जाता है तो वह अपना अनुभव दूसरों के साथ बाँटता है, जिसका लाभ अन्य को भी मिलता है। प्रशिक्षण के स्थानांतरण के संबंध में चार्ल्स बुचर का कथन है, ''प्रशिक्षण का स्थानांतरण सबसे अच्छे और प्रभावशाली छात्रों में एक जैसी हालत और परिस्थिति में, जहाँ सीखनेवाले व्यक्ति के अंदर प्रशिक्षण के स्थानांतरण के लिए शौक और प्रयास करें तो हो जाता है। जितनी उलझनें और अवस्थाएँ जीवनरूपी होंगी, प्रशिक्षण के स्थानांतरण की जीवन की ओर उतनी अधिक संभावनाएँ होंगी।''

इस प्रकार स्वास्थ्य शिक्षा के उपयोग से न केवल व्यक्ति अपना शारीरिक व मानसिक विकास कर सकता है, बल्कि राष्ट्रोत्थान में भी महत्त्वपूर्ण भूमिका निभा सकता है।

□

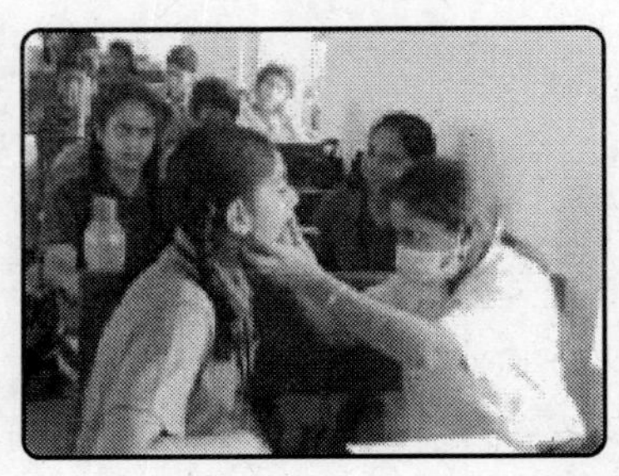

स्वास्थ्य शिक्षा का बदलता स्वरूप

"शरीर को यदि आत्मा का कहना मानना है तो जरूरी है कि वह शक्तिशाली हो। एक अच्छे नौकर के लिए आज्ञाकारी होना जरूरी है। शरीर जितना कमजोर होगा, उतना ही वह आज्ञा मानेगा। यदि आप अपने बच्चों (किशोरों) में बुद्धिमत्ता पैदा करना चाहते हैं तो उनके अंदर आज्ञा मानने की शक्ति उत्पन्न करें।"

—सुविख्यात विचारक रूसो

समय के साथ-साथ स्वास्थ्य शिक्षा का स्वरूप भी परिवर्तित होता रहा है। यदि प्राचीन समय की बात करें तो पूर्वी देशों में स्वास्थ्य शिक्षा का स्वरूप संगठित नहीं था। उस समय कोई उचित व्यवस्था नहीं थी कि मनुष्य अपने स्वास्थ्य के लिए कोई समय अलग से निर्धारित करता। फिर भी यह कुदरत का ही करिश्मा था कि उस समय लोग बलवान् एवं स्वस्थ होते थे।

यदि भारत की बात करें तो यहाँ का जन-जीवन मुख्य रूप से धार्मिकता से प्रभावित रहा है। हिंदू धर्म सदैव ही इस बात पर जोर देता रहा है कि मनुष्य विभिन्न योनियों से जन्म लेता है और अंत में उसकी आत्मा ईश्वर में विलीन हो जाती है। हिंदू धर्मशास्त्रों का यह भी मानना है कि सांसारिक विषयभोग से मनुष्य स्वयं को जितना दूर रखेगा, वह अपने लक्ष्य में अधिकाधिक सफल रहेगा। यही मुख्य कारण रहा है कि देश में शारीरिक, भौतिक आवश्यकताओं की अनदेखी की गई और आध्यात्मिक आवश्यकताओं पर जोर दिया गया।

प्राचीन समय में भारत में शिक्षा का माध्यम गुरुकुल होते थे। उस समय यह परंपरा थी कि शिष्य ही गुरु के लिए भोजन का प्रबंध करते थे। वे भोजन के प्रबंध

हेतु स्थान-स्थान भिक्षाटन करते थे। इस प्रक्रिया में उन्हें बहुत परिश्रम करना पड़ता था। यही परिश्रम उनके स्वास्थ्य को बनाए रखने में उनकी सहायता करता था। शारीरिक स्वास्थ्य के संबंध में महाकवि कालिदास ने भी कहा है कि शरीर ही जीवन के सभी कर्तव्य करने का साधन है।

मनुष्य जीवन के सभी कर्तव्य तभी सफलतापूर्वक कर सकता है, जब उसका शरीर स्वस्थ और सुगठित होगा। हमारा प्रथम कर्तव्य यही है कि हम अपने शरीर को स्वस्थ रखें। अस्वस्थता के कारण मनुष्य अपना कोई भी कर्तव्य सफलतापूर्वक पूरा नहीं कर सकता। स्फूर्ति को इंगित करते हुए महाकवि कालिदास ने कहा है कि यदि शरीर पर आवश्यकता से अधिक चरबी न हो तो वह शरीर बड़ा स्फूर्तिवान होता है।

भारत को योग का गुरु कहा जाता है। इसी देश से योग का चलन शुरू हुआ है। योग एक अत्यंत लोकप्रिय क्रिया रही है, इसीलिए तो आज योग लगभग सभी देशों में प्रचलित है। योग का शरीर को स्वस्थ बनाए रखने में बड़ा महत्त्वपूर्ण योगदान रहा है। यही कारण है कि आज लोग अधिकाधिक संख्या में अपने शारीरिक स्वास्थ्य के लिए यौगिक व्यायाम को अपना रहे हैं।

आज के समय को देखा जाए तो मनुष्य अपना अधिकांश समय सुबह से लेकर शाम तक कड़ी भाग-दौड़ में बिता देता है। शारीरिक कार्य की अपेक्षा आज मनुष्य मानसिक कार्य अधिक करता है, जिससे वह तनाव में घिरा रहता है। अत: अपने तनाव और थकान को दूर करने के लिए वह यौगिक क्रिया को अपनाता है।

जिस तरह आज पार्क में या निजी स्थानों पर व्यायामशालाएँ बनी हुई हैं, उसी तरह रामायण और महाभारत काल में भी विशाल व्यायामशालाएँ बनी हुई थीं। इनमें व्यक्ति व्यायाम के साथ-साथ अस्त्र-शस्त्र चलाने की विद्या भी ग्रहण करता था। उस समय ब्रह्मचर्यव्रत का बड़ा महत्त्व था। यही कारण था कि उस समय लोग अधिक सुंदर और बलशाली होते थे।

स्वास्थ्य की दृष्टि से मुगलकाल का विशेष महत्त्व है। उस समय सैनिकों का अधिकांश समय लड़ाइयों में ही बीतता था। अत: वे अपने आपको मजबूत और स्वस्थ रखने के लिए विभिन्न प्रकार के अभ्यास निरंतर किया करते थे। इनमें घुड़सवारी, तीरंदाजी, तलवारबाजी, तैराकी और पोलो जैसे खेल का अभ्यास आदि शामिल थे। तैराकी का राजा और सैनिकों के जीवन में बड़ा महत्त्व था। उदाहरण के तौर पर, जैसे—लड़ाई के दौरान नदी में कूद जाना और तैरकर अपनी जान बचाना।

यदि बाबर की बात करें तो इन मामलों में वे कुशल एवं निपुण थे। वे लगभग

तीरंदाजी, तलवारबाजी और तैराकी आदि में निपुण थे। जब वे एक लड़ाई के दौरान पराजित हो गए तो उस समय वे दुश्मनों से घिर गए थे। ऐसी संकट की घड़ी में उन्होंने गंगा नदी में छलाँग लगा दी और तैरकर अपनी जान बचाई। छत्रपति के समय में मल्ल-युद्ध बड़ा लोकप्रिय था और वे जब भी समय मिलता तो अवश्य ही देखा करते थे।

फिर जैसे-जैसे ब्रिटिशकाल आया, विभिन्न प्रकार के भारतीय खेल विलुप्त होते गए। अंग्रेजों ने भारतीय खेलों और व्यायाम प्रणालियों को दरकिनार कर लिया, क्योंकि ये सब उनकी शैली के अनुरूप नहीं थे। अत: उन्होंने उन खेलों एवं व्यायाम की रीतियों का प्रचलन आरंभ किया, जो उनकी सहूलियत के अनुसार थीं। स्वास्थ्य के लिहाज से अंग्रेजों का प्रिय खेल जिम्नास्टिक्स था। धीरे-धीरे अंग्रेजों द्वारा प्रचलित किए गए खेल एवं व्यायाम भारतीय स्कूलों के आवश्यक अंग बन गए। स्वास्थ्य शिक्षा से संबंधित इन क्रियाकलापों को विद्यालयों में प्रत्येक विद्यार्थी को सिखाया जाने लगा। फुटबॉल और क्रिकेट तो इतने लोकप्रिय हुए कि अतिरिक्त समय में विद्यार्थी इन्हीं खेलों को खेलते हुए अपना समय बिताना अधिक पसंद करते थे।

समय के बीतने के साथ-साथ स्वास्थ्य शिक्षा की जो भी गतिविधियाँ थीं, वे विद्यालय के शैक्षिक पाठ्यक्रम में शामिल होती गईं। अब एक आवश्यक विषय भी विद्यार्थियों को पढ़ाया-सिखाया जाने लगा। इसके लिए अनुभवी शिक्षकों को नियुक्त किया गया।

प्राचीन समय में यूनान में स्वास्थ्य शिक्षा चरमोत्कर्ष पर थी। उस समय यूनानवासी अधिकतर विदेशियों के साथ अथवा अंदरूनी लड़ाइयों में व्यस्त रहते थे। इसी करण वे अपने स्वास्थ्य पर अधिक ध्यान देते थे। महान् यूनानी दार्शनिक सुकरात ने स्वास्थ्य को बहुत अधिक बहुमूल्य बताया है। प्लेटो ने भी स्वीकार किया है कि स्वास्थ्य मनुष्य के जीवन की कुंजी है। इसे बनाए रखने के लिए व्यायाम और संगीत बढ़िया माध्यम हैं। प्लेटो के अनुसार, शरीर और मस्तिष्क स्वस्थ एवं सशक्त रहकर ही जीवनरूपी रथ को एक साथ जुड़े हुए घोड़ों की भाँति खींचते हैं।

यह कथन सत्य है कि अगर बाल्यावस्था में शरीर का निर्माण उचित रूप से न हो तो फिर जीवन उस मकान की भाँति कमजोर होगा, जिसकी नींव कच्ची होती है। अरस्तु का मानना है कि बाल्यावस्था में बच्चे को खूब खेलना-कूदना चाहिए और जब वह इसमें निपुण हो जाए, तभी उसकी बौद्धिक शिक्षा आरंभ करनी

चाहिए। शरीर और आत्मा में बड़ा घनिष्ठ संबंध होता है और सभी गामक क्रियाएँ मानसिक विकास में बहुत सहायक होती हैं।

यदि मनुष्य का मन और शरीर स्वस्थ हैं तो वह बड़े-से-बड़ा कार्य भी सफलतापूर्वक संपन्न कर सकता है। प्राचीन यूनानियों के लिए स्वस्थ रहना बड़ा महत्त्वपूर्ण था। स्वास्थ्य शिक्षा उनके जीवन में एकीकरण की एक अद्‌भुत शक्ति थी। इस शक्ति का प्रदर्शन वे सैनिक संगठनों में और राष्ट्रीय पर्वों पर करते थे। यह बात भी आश्चर्यजनक है कि स्वास्थ्य शिक्षा को जितना अधिक महत्त्व यूनानियों द्वारा दिया गया, उतना अन्य किसी ने नहीं दिया। जबकि उस समय भी अनेक राष्ट्र संपन्न थे।

स्वास्थ्य शिक्षा को अधिक महत्त्व दिए जाने का मुख्य कारण यूनानियों का यह था कि लड़ाई या युद्ध ही उनके जीवन का प्रमुख उद्‌देश्य था। उनके दिलों में किसी भी प्रकार का कोई डर नहीं होता था और न ही वे डरना पसंद करते थे, चाहे जान ही क्यों न चली जाए। हर यूनानी इतना शक्तिशाली होता था कि वह अकेला ही दस-दस व्यक्तियों पर भारी पड़ता था। यही नहीं, उनके घर की औरतें व बच्चे भी यदि आवश्यकता पड़ती थी तो अपने देश की रक्षा के लिए लड़ाई के मैदान में कूद पड़ते थे।

यूनान में पुरुषों की भाँति ही स्त्रियों को भी स्वस्थ रहना पड़ता था। उन्हें छोटी सी आयु में ही अपने स्वास्थ्य के प्रति प्रेरित किया जाता था। वहाँ के कानून बड़े कड़े होते थे। जब कोई बच्चा जन्म लेता था और यदि वह अस्वस्थ या विकृत रूप में होता था तो उसे टैगीशस नामक पर्वत पर फेंक दिया जाता था। केवल स्वस्थ बच्चों को ही सैनिक राज्य में प्रशिक्षित किया जाता था। प्रशिक्षण के दौरान उन्हें भाला चलाना, तलवार चलाना, तीर चलाना, घुड़सवारी करना और दुश्मन से बचने के उपाय आदि सिखाए जाते थे।

यूनान दो मुख्य राज्यों में विभक्त था—एथेंस और स्पार्टा। स्पार्टा के लोग सैनिक शक्ति में अधिक विश्वास रखते थे, जबकि एथेंस के लोगों का इस प्रथा में कोई अधिक विश्वास नहीं था। यदि स्पार्टा के लोग एथेंसवालों से सैनिक शक्ति में बहुत आगे थे तो एथेंस के लोग भी स्पार्टावालों से स्वास्थ्य शिक्षा में कहीं आगे थे। स्पार्टा में लोगों को वैयक्तिक स्वतंत्रता नहीं थी, जबकि एथेंस में ऐसा नहीं था।

जिस प्रकार यूनानियों ने स्वास्थ्य शिक्षा को महत्त्व दिया, उससे इसका महत्त्व भली-भाँति सिद्ध हो गया है।

स्वास्थ्य शिक्षा, शिक्षा का एक अत्यंत महत्त्वपूर्ण अंग है, जो मानसिक प्रशिक्षण

में बड़ा सहायक होता है। यह सामरिक-क्रियाओं की तैयारी में भी बड़ी सहायता करती है। इससे स्वास्थ्य का तो लाभ होता ही है, साथ ही शरीर भी बलवान् होता है। यह बात भली-भाँति प्रमाणित हो चुकी है कि स्वास्थ्य शिक्षा, स्वास्थ्य के लिए, शरीर के विकास के लिए और युद्ध की तैयारी के लिए बहुत आवश्यक है।

स्वास्थ्य शिक्षा के क्षेत्र में यूनान, जर्मनी, स्वीडन, डेनमार्क और इंग्लैंड का योगदान महत्त्वपूर्ण रहा है। इन देशों ने न केवल विश्व को स्वास्थ्य शिक्षा के महत्त्व से परिचित कराया, बल्कि इसकी नवीन पद्धतियाँ भी दीं। इनमें इंग्लैंड की देन अग्रणी रही है। इंग्लैंड के खेल-कूद के कार्यक्रम जैसे क्रिकेट, फुटबॉल, वॉलीबॉल और टेनिस आदि विश्व की नई देन हैं।

अधिकांश भारतीयों में 20वीं शताब्दी के आरंभ में स्वास्थ्य के प्रति रुझान कम थी, इसीलिए वे रोगग्रस्त होने के बाद रोग से भली-भाँति नहीं लड़ पाते थे। यही कारण था कि वे मृत्यु को प्राप्त हो जाते थे। इसी बात को ध्यान में रखते हुए भारतीयों में स्वास्थ्य के प्रति जागरूकता पैदा करने के उद्देश्य से लगभग 1914 में आत्मदास वैद्य और आनंद कृष्ण वैद्य नामक दो भाइयों द्वारा महाराष्ट्र के अमरावती में हनुमान् व्यायाम प्रसार मंडल की स्थापना की गई। सभी कांग्रेसियों ने इस तरह की संस्था की सराहना की। उस समय महात्मा गांधी ने इस संस्था का उद्घाटन किया था। इस संस्था ने स्वास्थ्य शिक्षा को गंभीरता से लेते हुए लोगों को प्रशिक्षण देना आरंभ किया और शुरुआती दौर में ही सफलता अर्जित की। फिर भारतीय खेल पद्धति के प्रचार-प्रसार के उद्देश्य से विदेशों के दौरे किए गए। इस संस्था के द्वारा पहला दौरा सन् 1936 में बर्लिन का किया गया और फिर बाद में एक के बाद एक दौरे किए गए। इसी संस्था के नेतृत्व में अमरावती में सन् 1946 में स्वास्थ्य शिक्षा से संबंधित एक सम्मेलन आयोजित किया गया। इस सम्मेलन की अध्यक्षता शरच्चंद्र बोस ने की थी।

जब ब्रिटिशर्स, यानी अंग्रेजों का भारत पर अधिकार था, उस समय जॉन सार्जेंट भारत सरकार के शिक्षा सलाहकार थे और इन्हीं के सहयोग से आधुनिक भारत में स्वास्थ्य शिक्षा को बढ़ावा मिला। इनके द्वारा स्वास्थ्य शिक्षा के संदर्भ में एक विशेष रिपोर्ट तैयार की गई थी और उनकी यह रिपोर्ट 'सार्जेंट रिपोर्ट' के नाम से प्रसिद्ध हुई थी।

'सार्जेंट रिपोर्ट' के अनुसार ऐसे योग्य और अनुभवी लोगों की तलाश की गई, जो स्वास्थ्य शिक्षा से संबंधित गतिविधियों से विद्यालय में विद्यार्थियों को परिचित कराने के लिए अपना योगदान दे सकें। इस महत्त्वपूर्ण रिपोर्ट के माध्यम से ऐसे

प्रशिक्षकों की भरती की गई। यह प्रक्रिया बहुत ही सफल रही और लोगों ने इसकी सराहना भी की।

भारत आजाद हुआ और आजादी के लगभग एक या डेढ़ वर्ष बाद 1948-49 में शिक्षा को बढ़ावा देने एवं समस्याओं को सुलझाने के उद्देश्य से उच्च शिक्षा आयोग की स्थापना की गई। डॉक्टर राधाकृष्णन को इस आयोग का अध्यक्ष बनाया गया था।

उस समय शिक्षण संस्थाओं में बढ़ती अनुशासनहीनता की शिकायतें बढ़ती जा रही थीं। इन बढ़ती शिकायतों के मद्देनजर आयोग ने एक रिपोर्ट तैयार की और पाया कि इस अनुशासनहीनता का कारण खेलों को शिक्षा में महत्त्व न दिया जाना था। अतः आयोग ने सुझाव दिया कि यदि मनोरंजन के साधनों को अपनाया जाए तो ये अनुशासन बनाए रखने में अपनी महत्त्वपूर्ण भूमिका अदा कर सकते हैं। यही नहीं, अनुशासन बनाए रखने व विद्यार्थियों के हित को ध्यान में रखते हुए एन.सी.सी (राष्ट्रीय सैन्य दल) और स्वास्थ्य शिक्षा पर भी बल दिया।

6 अक्तूबर, 1952 को नई दिल्ली में तत्कालीन भारत सरकार के शिक्षा मंत्री मौलाना अबुल कलाम आजाद ने 'माध्यमिक शिक्षा आयोग' का उद्घाटन किया था। डॉ. ए. लक्ष्मणस्वामी मुदालियर इस आयोग के अध्यक्ष बने थे। आयोग का मानना था कि विद्यार्थियों को अपने कार्य को इस प्रकार अंजाम देने चाहिए, जिससे कि अपने आपको आदर्श गुणों से आकर्षक बना सकें। आयोग के अनुसार, शारीरिक क्रियाएँ विद्यार्थियों की शारीरिक सहनशक्ति के अनुरूप होनी चाहिए, जिससे उनका स्वास्थ्य बना रहे।

आयोग ने बताया कि स्वास्थ्य की दृष्टि से सभी विद्यार्थियों की शारीरिक क्रियाओं का उचित विवरण रखा जाना चाहिए। सन् 1960 में सभी विद्यालयों में विभिन्न प्रकार के खेलों और मैदानों के सर्वेक्षण कराए गए और इन सर्वेक्षणों में पाया गया कि कुछ खेल जैसे, क्रिकेट, हॉकी और वॉलीबॉल बहुत लोकप्रिय हैं। अंततः आयोग ने पाया कि क्रिकेट और फुटबॉल जैसे खेलों के माध्यम से शिक्षा को बढ़ावा दिया जा सकता है, लेकिन इन खेलों के लिए अधिक जगह की आवश्यकता थी, जिसके लिए आयोग ने विद्यालय के निकट पड़ी खाली जमीन को इन खेलों के उपयोग के लिए अनुमति दे दी। यह आयोग द्वारा उठाया गया एक बढ़िया कदम था।

आयोग का विचार था कि स्वास्थ्य शिक्षा के पहलुओं को ध्यान में रखते हुए

ही शारीरिक शिक्षा को बढ़ावा दिया जा सकता है। अतः शारीरिक शिक्षा के प्रशिक्षण को व्यापक बनाने के लिए स्वास्थ्य शिक्षा के सभी आवश्यक पहलुओं को समाविष्ट किया गया। ऐसा होने पर स्वास्थ्य शिक्षा के साथ-साथ शारीरिक शिक्षा को भी बढ़ावा मिला और इन क्षेत्रों के प्रति विद्यार्थियों की भी रुझान बढ़ी।

लोग स्वास्थ्य की महत्ता से भली-भाँति परिचिति हो चुके थे और इसके महत्त्व को देखते हुए ३० अगस्त, 1961 को जब्बार हुसैन की अध्यक्षता में बिहार राज्य माध्यमिक शिक्षा आयोग की ओर से सुझाव दिया गया कि माध्यमिक और उच्च माध्यमिक स्तरीय कक्षाओं में स्वास्थ्य शिक्षा को अनिवार्य विषय के रूप में पढ़ाया जाए। वर्तमान में स्थिति यह है कि बिहार ही नहीं, पंजाब व अन्य राज्यों में भी स्वास्थ्य शिक्षा को विद्यालयों में पढ़ाया जा रहा है।

□

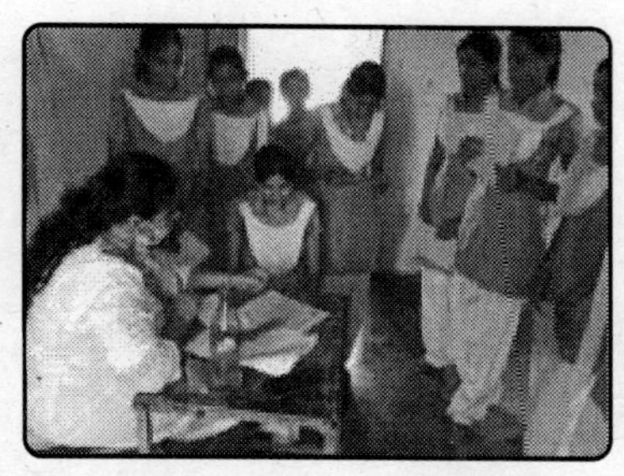

भारत में स्वास्थ्य शिक्षा के विभिन्न स्तर

''स्वास्थ्य शिक्षा का स्थान शिक्षा के उस भाग से समझना चाहिए, जो शरीर में शक्ति और शक्तिशाली मांसपेशियों की योग्यता बढ़ाता है तथा स्वस्थ शरीर एवं आदर्श व्यक्तित्व का निर्माण करता है।''

—डी सीरल जॉनसन

भारत में स्वास्थ्य शिक्षा का इतिहास अति प्राचीन है। प्राचीन समय में स्वास्थ्य शिक्षा का विशेष महत्त्व रहा है। उस समय शिक्षा संस्थानों के रूप में गुरुकुल होते थे, जिनके छात्रों को सुबह-सवेरे उठना, सैर करना और व्यायाम आदि के महत्त्व से परिचित कराया जाता था। समय के आधार पर स्वास्थ्य शिक्षा का वर्णन इस प्रकार कर सकते हैं—

वैदिक काल

इस काल में स्वास्थ्य शिक्षा का वर्णन केवल धार्मिक ग्रंथों में ही देखने को मिलता है। स्वास्थ्य शिक्षा के बारे में श्लोकों को आधार बनाकर ही अनुमान लगाया जा सकता है। कुछ श्लोक ऐसे भी हैं, जिनमें इस बात का अनुमान लगाया जा सकता है कि उस समय भी लोगों को अपने स्वास्थ्य की चिंता रहती थी और वे अपने स्वास्थ्य को बनाए रखने के लिए ध्यान, योग आदि किया करते थे।

यह वह समय था, जब अधिकाधिक लोग ब्रह्मचर्य-व्रत का पालन करते हुए जीवन व्यतीत करना अधिक पसंद करते थे। उस समय प्राणायाम की विशेष महत्ता थी। लोगों के अनुसार, यह एक अतिमहत्त्वपूर्ण क्रिया थी, जिससे व्यक्ति दीर्घायु जीवन प्राप्त कर सकता था।

महाकाव्य काल

इस काल में स्वास्थ्य शिक्षा का बहुत वर्णन देखने को मिलता है। यह काल रामायण और महाभारत जैसे महाकाव्यों के लिए भी जाना जाता है। इस काल से पता चलता है कि लोगों का स्वास्थ्य बहुत अच्छा रहता था, जिस कारण उनकी शारीरिक क्षमता असीम थी। जहाँ रामायण से पता चलता है कि राम ने उस अद्वितीय धनुष को तोड़ा, जिसे अन्य राजा तोड़ने में असफल रहे थे, तो वहीं महाभारत से भी पता चलता है कि भीम ने ज़रासंध जैसे बलशाली राजा को मल्लयुद्ध में हराया था।

इस काल में लोग स्वयं को स्वस्थ रखने के लिए विभिन्न क्रियाएँ किया करते थे जैसे; प्राणायाम, व्यायाम, सूर्य नमस्कार और आसन आदि। लोग परिश्रम को भी अधिक महत्त्व दिया करते थे।

सनातन काल

इस काल में लोगों के विचारों में परिवर्तन आया। लोगों का यह विचार था कि शारीरिक कष्ट से नहीं, बल्कि अच्छे कार्यों से ही मनुष्य मोक्ष की प्राप्ति कर सकता है। धार्मिक पूजा-पाठ पर अधिक बल दिया जाता था। दान देकर पुण्य अर्जित करने की लालसा लोगों में अधिकथी। लोगों का विश्वास था कि शरीर एक नाशवान् वस्तु है, जबकि आत्मा का कोई अंत नहीं। यह सनातन काल के रूप में प्रचलित हुआ।

लोगों की यह अवधारणा थी कि यदि शरीर को स्वरूप रखना है तो व्यक्ति को पूजा-पाठ व योगासन को महत्त्व देना होगा। यही वह काल था, जिसमें अखाड़ों का प्रचलन हुआ, जिसमें लोग कुश्ती और दंड-बैठक आदि क्रियाएँ करते थे।

मुगल काल

जब मुगलों ने भारत पर आक्रमण किया तो उस समय उनकी सैनिक शक्ति भारतीयों के मुकाबले अत्यधिक मजबूत थी। इस काल में शारीरिक शिक्षा को अधिक महत्त्व दिया जाता था। तलवारबाजी, तीरंदाजी, घुड़सवारी और शिकार करना आदि क्रियाएँ मुख्य रूप से प्रचलित थीं। अपने आपको स्वस्थ रखने के लिए उस समय लोग विभिन्न क्रियाएँ किया करते थे, जो इस प्रकार हैं—

कुश्ती (Wrestiling)
मुक्केवाली (Boxing)
तैराकी (Swimming)

शिकार (Hunting)
घुड़सवारी (Equestrain)
तीरंदाजी (Archery)
तलवारबाजी (Fencing)
संगीत (Music)

ब्रिटिश काल

अंग्रेजों ने भारतीयों को अपने अधीन कर उन्हें विभिन्न प्रकार की क्रियाओं में भाग लेने से रोक दिया। इसी कारण भारतीयों को शारीरिक कमजोरी का सामना करना पड़ा। उन अंग्रेजों ने भारत में कुछ ऐसे खेलों को प्रयोग किया, जो शरीर को मजबूत बनाने के लिए अत्यंत महत्त्वपूर्ण थे। इन खेलों में क्रिकेट, हॉकी और फुटबॉल इत्यादि मुख्य थे। इस तरह अंग्रेजों ने भारत में इस प्रकार के खेलों का प्रचार कर शारीरिक मजबूती में अहम योगदान दिया।

ब्रिटिश में स्वास्थ्य के लिहाज से कुछ शारीरिक पद्धतियों का प्रसार हुआ, जो इस प्रकार हैं—

- अखाड़ा स्टेज
- व्यायामशाला स्टेज

अखाड़ा स्टेज

अखाड़ा स्टेज की शुरुआत 19वीं शताब्दी के आरंभ में मानी जाती है। इसमें गुरु के द्वारा शिष्यों को मल्ल युद्ध की शिक्षा दी जाती है। इसके अलावा उन्हें तलवारबाजी, तीरंदाजी और घुड़सवारी की भी शिक्षा दी जाती है। दादा देवधर और स्वामी अच्युतानंद उस समय के प्रसिद्ध व्यक्ति थे।

व्यायामशाला स्टेज

इसकी शुरुआत 1900 के आंरभ में हुई थी। उस समय स्वास्थ्य को बनाए रखने के लिए शारीरिक क्रियाओं को बदलाव के साथ व्यवहार में लाया गया। प्रोफेसर मानक राव ने इस क्षेत्र में अपनी महत्त्वपूर्ण भूमिका निभाई। इस दौरान शारीरिक संस्कृति की संस्था के साथ-साथ पश्चिमी शारीरिक क्रियाओं को संपन्न करनेवाली संस्थाएँ अस्तित्व में आईं।

□

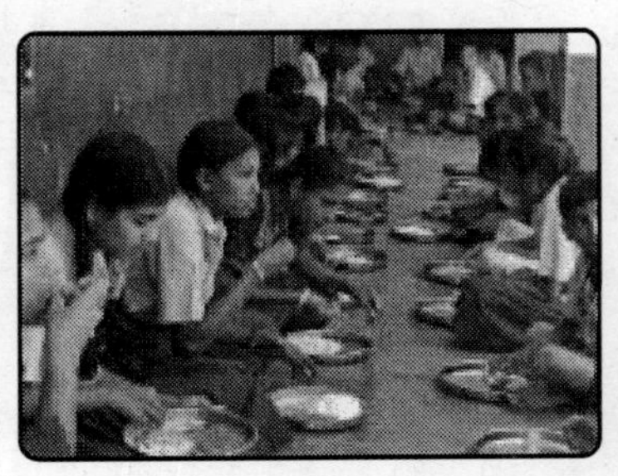

स्कूल-कॉलेजों में स्वास्थ्य एवं पोषण कार्यक्रम

''शारीरिक शिक्षा स्वास्थ्य कार्यक्रमों का एक अत्यंत आवश्यक भाग है। इसकी विभिन्न क्रियाओं को इस प्रकार करवाया जाए कि विद्यार्थियों के शारीरिक एवं मानसिक स्वास्थ्य का विकास हो; विद्यार्थियों की मनोरंजन संबंधी क्रियाओं में रुचि बढ़े और उनके मन में सामूहिक भावना, खेल भावना तथा दूसरों का आदर करने की भावना विकसित हो''

—सेकेंडरी एजुकेशन कमिशन

स्वास्थ्य मनुष्य की सबसे मूल्यवान् धरोहर है। यदि मनुष्य का स्वास्थ्य सही है तो समझो कि वह कठिन-से-कठिन कार्य कर सकता है, लेकिन यदि वह स्वस्थ नहीं है तो उसे सरल कार्य करने में भी बड़ी कठिनाई होगी। इसमें छात्रों का स्वास्थ्य और भी अधिक महत्त्वपूर्ण है। परिवार, समाज एवं राष्ट्र के उत्थान में छात्रों की बड़ी भूमिका होती है। अत: विद्यालय का कर्तव्य बनता है कि वह छात्रों के कल्याण की ओर ध्यान दे और परिवार तथा समाज के पारस्परिक सहयोग से स्वास्थ्य संबंधी कार्यक्रमों का आयोजन करे, जिससे छात्र अपने स्वास्थ्य के प्रति सचेत हो सकें।

इसमें कोई संदेह नहीं कि छात्रों के स्वास्थ्य को बनाने में शिक्षण संस्थाओं की अहम भूमिका होती है। ये शिक्षण संस्थाएँ छात्रों को नवीन वैज्ञानिक पद्धति पर आधारित स्वास्थ्य संबंधी जानकारी दे सकती हैं। इससे छात्रों का विकास उचित

दिशा में होगा और बुरी आदतों से स्वयं को बचाकर रख सकेंगे।

वर्तमान का वातावरण ऐसा है कि विद्यालयों में छात्रों के लिए स्वास्थ्य कार्यक्रमों की आवश्यकता सबसे अधिक है। अतः अध्यापकों और प्रशासकों के लिए सबसे बड़ी चुनौती यह है कि वे छात्रों को सीखने के वे अनुभव प्रदान करें, जो उनके व्यक्तित्व के विकास में उनकी सहायता करें। छात्रों के शारीरिक, मानसिक, सामाजिक स्वास्थ्य के विकास की उपलब्धि और विद्यालय के स्वास्थ्य कार्यक्रम के उद्देश्य की पूर्ति के संबंध में एंडरसन ने कुछ तर्क दिए हैं, जो निम्न प्रकार हैं—

- प्रत्येक छात्र को स्वास्थ्य का ज्ञान होना चाहिए।
- असामान्यता, दोष और विकृति का पता लगाना और ठीक करना चाहिए।
- आपातकालीन देखभाल का प्रावधान होना चाहिए।
- प्रत्येक छात्र के स्वास्थ्य का लगातार विवरण रखा जाना चाहिए।
- प्रत्येक छात्र के अधिकतम स्वास्थ्य की परिस्थितियाँ बनाई जानी चाहिए।
- संक्रामक और असंक्रामक बीमारियों को कम करना चाहिए।
- छात्रों के स्वास्थ्य का पर्यवेक्षण और निर्देशन किया जाना चाहिए।
- सामाजिक समायोजन का विकास होना चाहिए।
- समग्रतापूर्ण स्वास्थ्य संबंधी अभिरुचियों का विकास होना चाहिए।
- सभी छात्रों में स्वास्थ्य से संबंधित सौंदर्यात्मक कारकों के प्रति समझदारी की भावना का उच्च विकास करना चाहिए।

छात्रावस्था अत्यंत महत्त्वपूर्ण अवस्था होती है। इस अवस्था में छात्र अत्यंत तीव्र विकास के कारण कई बुरी आदतों व बीमारियों के शिकार हो जाते हैं। अतः विशेष स्वास्थ्य देखभाल अत्यंत आवश्यक हो जाती है। यह वह अवस्था होती है, जिसमें स्वास्थ्य संबंधी आदतें सरलतापूर्वक छात्रों में विकसित की जा सकती हैं।

प्रत्येक विद्यालय में एक स्वास्थ्य समिति और एक स्वास्थ्य परिषद् अवश्य होनी चाहिए। स्वास्थ्य समिति का कार्य यह होगा कि वह विद्यालय में स्वास्थ्य शिक्षा के लिए नेतृत्व तो करेगी ही, साथ ही वह समाज के साथ भी मिलकर कार्य को अंजाम देगी। इस समिति में मुख्याध्यापक, स्वास्थ्य सलाहकार, स्वास्थ्य संयोजक, अध्यापक, छात्र और माता-पिता आदि सम्मिलित होंगे।

विद्यालय में एक पूर्णकालिक डॉक्टरी सलाहकार अवश्य होना चाहिए। यदि पूर्णकालिक संभव न हो तो अंशकालिक डॉक्टरी सलाहकार तो अवश्य ही होना चाहिए। इसकी आवश्यकता इसलिए होती है, क्योंकि विद्यालय में छात्रों को स्वास्थ्य संबंधी कोई-न-कोई समस्या होती रहती है। अतः यह आवश्यक है कि

उनकी समस्याओं को सुलझाने के लिए कोई विशेषज्ञ हो।

छात्रों के स्वास्थ्य को सुधारना और उसे विकसित करना ही विद्यालय के स्वास्थ्य कार्यक्रम का मुख्य उद्देश्य होता है। स्वास्थ्य सेवाएँ और स्वास्थ्य शिक्षा से संबंधित आवश्यक सामग्री स्वास्थ्य कार्यक्रम में शामिल होनी चाहिए। इसके अतिरिक्त स्वास्थ्य शिक्षा को विद्यालय के अनिवार्य विषय के रूप में पढ़ाया जाना चाहिए। अच्छे स्वास्थ्य कार्यक्रम को सफल बनाने के लिए केवल मौखिक बातों की ही नहीं, बल्कि व्यावहारिक प्रणाली की भी आवश्यकता होती है।

यदि विद्यालय का वातावरण स्वास्थ्यप्रद होगा तो छात्र अपने विकास की संभावनाओं को पूर्ण करने में सफल होगा। छात्र की सहायता उसके विकास की पूर्णता तक की जाए, क्योंकि यही उसके स्वास्थ्य की सुरक्षा करने का सबसे उत्तम तरीका है। विद्यालय के स्वास्थ्यप्रद वातावरण में पानी की स्वच्छता, प्रकाश की व्यवस्था, आपातकालीन प्राथमिकी चिकित्सा की व्यवस्था आदि का उचित प्रबंध होना चाहिए।

स्कूल के स्वास्थ्य संबंधी कार्यक्रम में सबसे महत्त्वपूर्ण भूमिका अध्यापक की होती है। स्वास्थ्य कार्यक्रम से संबंधित अध्यापक के क्या कर्तव्य हो सकते हैं, उनका वर्णन इस प्रकार है—

- छात्रों को स्पर्श से फैलनेवाली संक्रामक बीमारियों से बचाना।
- प्राथमिकी चिकित्सा के नियमों और सुरक्षा सिद्धांतों से अच्छी तरह परिचित कराना।
- माता-पिता या अभिभावकों को बच्चों के शारीरिक दोषों से अवगत कराना।
- छात्रों को स्वास्थ्यप्रद जीवन के मूलभूत तत्त्वों से परिचित कराना।
- स्कूल के स्वास्थ्य कार्यक्रम अनुकूलन व्यक्तिगत एवं वैयक्तिक आवश्यकताओं के अनुकूल बनाने के लिए प्रत्येक छात्र की स्वास्थ्य की स्थिति के विषय में आँकड़े उपलब्ध कराना।
- छात्रों में स्वास्थ्य व्यवहार से संबंधित आदतों को बढ़ावा देनेवाली रुचियों एवं दृष्टिकोणों को पैदा करना।
- बीमारी के फैलने और उसे रोकने के उपायों से परिचित कराना।
- स्वास्थ्य से संबंधित कार्यक्रमों का आयोजन कराना।
- छात्रों में इस प्रकार की आदतें विकसित करना कि वे स्वास्थ्य जीवन की अच्छी आदतें सीखें।

- जब चिकित्सा अधिकारी द्वारा छात्रों का वार्षिक या मासिक स्वास्थ्य संबंधी परीक्षण किया जाए तो इसमें उसकी सहायता करना।
- टीका आदि लगाने में स्वास्थ्य निरीक्षक की सहायता करना।

जिस प्रकार अच्छे स्वास्थ्य के लिए स्वास्थ्य कार्यक्रम की आवश्यकता होती है, उसी प्रकार पोषण कार्यक्रम की भी आवश्यकता होती है। शरीर को शक्ति प्रदान करने के लिए भोजन की आवश्यकता होती है। साफ एवं स्वच्छ भोजन शरीर का विकास तो करता ही है, साथ ही रोगों से बचाव भी करता है।

पोषण के अंतर्गत संतुलित भोजन का अध्ययन किया जाता है। शरीर की आवश्यकता के अनुसार विकास करनेवाला प्रोटीन, शक्ति देनेवाला कार्बोहाइड्रेट और शरीर के विकास के लिए खानिज लवण तथा विभिन्न प्रकार के प्रोटीन जिस भोजन में प्राप्त होते हैं, वह संतुलित भोजन कहलाता है। संतुलित भोजन की यह मुख्य विशेषता है कि उसमें आहार के सभी तत्त्व उचित अनुपात में मौजूद रहते हैं। संतुलित भोजन के लिए जो तत्त्व अवश्यक होते हैं, उनका वर्णन इस प्रकार है—

प्रोटीन (Protien)

भोजन का यह आवश्यक तत्त्व कार्बन, ऑक्सीजन, हाइड्रोजन और नाइट्रोजन आदि रासायनिक पदार्थों की अभिक्रिया से बनता है। प्रोटीन दो प्रकार का होता है— वनस्पति प्रोटीन और पशु प्रोटीन।

वनस्पति प्रोटीन में दाल, मटर, चने, सोयाबीन, अखरोट और बादाम आदि शामिल होते हैं। जबकि पशु प्रोटीन में दूध, अंडा, मांस आदि शामिल होते हैं। आवश्यक मात्रा में प्रोटीन का सेवन करने से शरीर को ताकत तो मिलती ही है, साथ ही गंभीर रोगों से बचाव भी होता है। वयस्क मनुष्यों को 50 ग्राम प्रतिदिन प्रोटीन का सेवन अवश्य करना चाहिए।

कार्बोहाइड्रेट्स (Corbohydrates)

कार्बन, ऑक्सीजन और हाइड्रोजन का मिश्रण कार्बोहाइड्रेट्स कहलाता है। यह शक्कर और स्टार्च के रूप में होता है। यदि व्यक्ति इसका सेवन अधिक मात्रा में कर ले तो उसे बड़ी परेशानियों का सामना करना पड़ता है। जो व्यक्ति शारीरिक कार्य अधिक करता है, उसे इसकी आवश्यकता अधिक होती है। व्यक्ति को 250 ग्राम से 700 ग्राम कार्बोहाइड्रेट्स का सेवन प्रतिदिन करना चाहिए।

चरबी (Fats)

चरबी में सूखे मेवे, तेल, घी, मक्खन, सब्जियाँ, अंडा, दूध, मांस आदि वस्तुएँ होती हैं। चरबी शरीर के अंगों की रक्षा करने के साथ-साथ कार्बोहाइड्रेट्स के पाचन में भी सहायता करती है। जिन देशों में ठंड अधिक होती है, वहाँ इसका प्रयोग अधिक लाभकारी होता है। एक साधारण मनुष्य के लिए प्रतिदिन 50 ग्राम से 70 ग्राम चरबी की आवश्यकता होती है।

खनिज (Minerals)

शरीर के विकास में कैल्शियम, सोडियम और आयोडीन आदि खनीज लवणों की आवश्यकता होती है और ये खनिज-लवण व्यक्ति को भोजन से प्राप्त होते हैं। हमारे स्वास्थ्य के लिए खनिज-लवण अत्यंत आवश्यक हैं। वे आवश्यक खनिज पदार्थ जिनकी हमारे शारीरिक विकास में बहुत आवश्यकता होती है, इस प्रकार हैं—

कैल्शियम (Calcium)
फास्फोरस (Phosphars)
लोहा (Iron)
सोडियम (Sodium)
पोटैशियम (Pottasium)
ऑयोडीन (Iodine)
मैग्निसियम (Magnisium)
गंधक
क्लोरीन

पानी (Water)

ऑक्सीजन और हाइड्रोजन के संयुक्त रूप को पानी कहा जाता है। पानी का मुख्य कार्य पौष्टिक तत्त्वों को शरीर के भिन्न-भिन्न अंगों तक ले जाना होता है। यह रक्त चक्र को चलाने में भी सहायता करता है और शरीर के तापमान को भी संतुलित रखता है। प्रत्येक व्यक्ति को 2 लीटर से 3 लीटर तक पानी अवश्य पीना चाहिए।

विटामिन (Vitamin)

उपरोक्त तत्त्वों के साथ-साथ शारीरिक विकास के लिए कुछ रासायनिक पदार्थों की भी आवश्यकता पड़ती है, जिन्हें विटामिन कहा जाता है। शरीर के

निर्माण में इनकी बहुत आवश्यकता होती है। भोजन में इनकी संतुलित मात्रा अवश्य होनी चाहिए। यदि भोजन में इनका अभाव रह जाए तो अनेक गंभीर बीमारियाँ पैदा होने का खतरा रहता है। वे विटामिन इस प्रकार हैं, जो शारीरिक विकास के लिए अत्यंत आवश्यक हैं—

विटामिन 'ए'
विटामिन 'बी'
विटामिन 'सी'
विटामिन 'डी'
विटामिन 'ई'
विटामिन 'के'

प्रत्येक व्यक्ति को अपनी शारीरिक बनावट एवं कार्य के अनुसार ही भोजन ग्रहण करना चाहिए। व्यक्ति के लिए सबसे अधिक आवश्यकता इस बात की होती है कि वह संतुलित मात्रा में भोजन करे। यदि वह संतुलित भोजन नहीं लेता है तो इससे बीमारियों के पैदा होने का अधिक खतरा रहता है। भारतीय चिकित्सा अनुसंधान परिषद् ने ऐसे आँकड़े तैयार किए हैं, जिनमें यह स्पष्ट किया गया है कि व्यक्ति को प्रतिदिन कितनी कैलोरी की आवश्यकता होती है? ये आँकड़े इस प्रकार हैं—

पुरुष —	हलका काम	2,400 कैलोरी
	मध्यम श्रेणी का काम	2,800 कैलोरी
	कठोर काम	3,900 कैलोरी
स्त्री —	हलका काम	2,000 कैलोरी
	कठोर काम	3,000 कैलोरी
	गर्भावस्था	2,300 कैलोरी
	स्तनपान	2,700 कैलोरी
बच्चे —	0-6 महीने	120 कैलोरी प्रतिकिलोग्राम भार के अनुसार
	7-12 महीने	100 कैलोरी प्रतिकिलोग्राम भार के अनुसार
	1-3 वर्ष	1,200 कैलोरी
	4-5 वर्ष	1,500 कैलोरी
	5-6 वर्ष	1,600 कैलोरी
	6-7 वर्ष	1,700 कैलोरी
	7-9 वर्ष	2,100 कैलोरी
	10-12 वर्ष	2,500 कैलोरी
किशोर —	13-15 वर्ष (लड़के)	2,500 कैलोरी

13–15 वर्ष (लड़कियाँ)	2,100 कैलोरी
16–19 वर्ष (लड़के)	3,150 कैलोरी
16–19 वर्ष (लड़कियाँ)	2,100 कैलोरी

हमारे देश में अधिकांश लोग संतुलित भोजन से वंचित रह जाते हैं, जो कि एक गंभीर समस्या है। दूध, दही, अंडा, मांस, सूखे मेवे आदि का सेवन उचित मात्रा में नहीं किया जाता है। इसी का परिणाम यह होता है कि कुछ गंभीर रोग व्यक्ति को जकड़ लेते हैं और फिर वह जीवन भर इन रोगों से लड़ता रहता है। अतः यह आवश्यक है कि व्यक्ति गंभीर रोगों से बचाव के लिए तथा स्वयं को स्वस्थ रखने के लिए उचित रूप में प्रोटीन, कार्बोहाइड्रेट, विटामिन और वसा का सेवन करे।

□

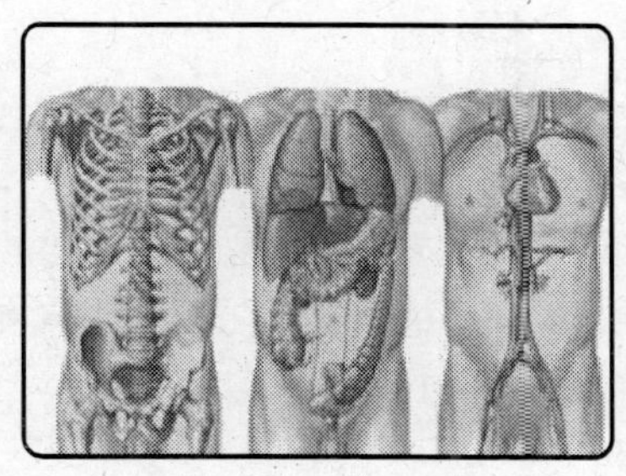

स्वास्थ्य शिक्षा एवं शारीरिक क्रिया संस्थान

"स्वास्थ्य पर पाचन क्रिया, रक्त में पाई जाने वाली हिमोग्लोबिन की मात्रा और ग्रंथियों द्वारा उत्पन्न किए जानेवाले स्राव (रस) का भरपूर प्रभाव पड़ता है।"

—जे.एफ. विलियम्स

पाचन क्रिया तंत्र (Digestion System)

मनुष्य का स्वास्थ्य उसकी शारीरिक क्रियाओं पर निर्भर करता है। इन शारीरिक क्रियाओं में पाचन क्रिया का योगदान अत्यंत महत्त्वपूर्ण है। शरीर का कार्य कुशलतापूर्वक चलाने के लिए भोजन अत्यंत आवश्यक है। अतः जो भोजन हमारे द्वारा खाया जाता है, वह पाचन क्रिया द्वारा इस प्रकार पचाया जाता है कि इससे हमारे शरीर को शक्ति, चुस्ती व फुरती मिलती है। भोजन ग्रहण करने की प्रक्रिया एवं उसे पचाने की प्रक्रिया में जिन-जिन अंगों का उपयोग किया जाता है, उनका वर्णन इस प्रकार है—

मुँह (Mouth)

यह पाचन क्रिया का एक महत्त्वपूर्ण अंग है। सबसे पहले पाचन क्रिया की शुरुआत मुँह से ही होती है। मुँह में सबसे पहले जीभ आती है और फिर दाँत व लार ग्रंथियाँ आती हैं। दाँतों की सहायता से भोजन को काटा व चबाया जाता है। मुँह में कई प्रकार के दाँत होते हैं, जो भोजन को काटने, फाड़ने, चबाने और पीसने का कार्य करते हैं। संख्या में दाँत कुल 32 होते हैं। दाँतों के बाद जीभ का कार्य यह होता है कि वह भोजन का स्वाद जानने में सहायक होती है, फिर लार-ग्रंथियाँ

अपना कार्य करती हैं। मुँह में कुल 6 लार-ग्रंथियाँ होती हैं, जिनमें 3 ग्रंथियाँ मुँह के दाईं ओर तथा 3 ग्रंथियाँ मुँह के बाईं ओर होती हैं। इन ग्रंथियों से निकलने वाली लार भोजन को मीठा बना देती है। इस तरह भोजन विभिन्न क्रियाओं के बाद आगे भोजन नली में चला जाता है।

भोजन-नली (Almentry Camal)

भोजन नली की कुल लंबाई 10 इंज की। इस नली से भोजन सीधे पेट में पहुँचता है। इस नली में एपिग्लोटिस होती है, जिससे भोजन फेफड़ों में नहीं पहुँच पाता। जब व्यक्ति भोजन ग्रहण करता है तो एपिग्लोटिस स्वत: ही बंद हो जाती है।

पेट (Stomach)

पेट पाचन क्रिया का सबसे महत्त्वपूर्ण अंग है। पेट में भोजन-नली के माध्यम से आहार पहुँचता है। जब पेट में मांसपेशियाँ सिकुड़ती-खुलती हैं तो भोजन मिश्रित हो जाता है। इस दौरान गैस्ट्रिक जूस भी इसमें मिल जाता है। पेट की कुल लंबाई 30 सेमी और चौड़ाई 10 सेमी होती है। इसमें कई छोटी-छोटी ग्रंथियाँ होती हैं, जिनमें से गैस्ट्रिक जूस नामक तरल पदार्थ निकलता रहता है। यह जूस तेजाबी प्रकृति का होता है। इसके अतिरिक्त कुछ एंजाइम्स भी होते हैं, जो भोजन को पचाने में सहायता करते हैं। इन एंजाइम्स में रैनिन, गैस्ट्रिक लाइपेज और पैप्सिन आदि मुख्य एंजाइम्स हैं।

डियोडीनम (Deodenum)

घोड़े के नाल की तरह एक दस इंच की नली छोटी आँत के नीचे होती है, जिसे डियोडीनम कहते हैं। जब पेट द्वारा पचाया हुआ भोजन डियोडीनम में आता है तो इसमें पित्त रस और पैनक्रियेटिक रस मिल जाते हैं। पित्त रस और पेनक्रियेटिक रस रासायनिक क्षार होते हैं और ये भोजन को पचाने में बड़ी सहायता करते हैं।

लीवर (Lever)

लीवर को साधारण भाषा में जिगर भी कहा जाता है। यह मानवीय शरीर की सबसे बड़ी ग्रंथि है। लीवर का अधिकांश भाग पसलियों में सुरक्षित रहता है और यह एडोमिनल कैविटी के सबसे ऊपरी भाग में दाईं ओर होता है। यह अनन्नास के आकार का होता है और इसका वजन 3 पौंड से 4 पौंड तक होता है। इसका रंग भूरा होता है। इसके नीचे गॉल ब्लैडर होता है तथा इसमें पित्त रस इकट्ठा होता है। लीवर से यह पित्त रस एक नली के माध्यम से डियोडीनम तक पहुँचता है। लीवर रक्त बनाने का भी कार्य करता है। जब लीवर में कोई खराबी आ जाती है

तो व्यक्ति पीलिया जैसे गंभीर रोग से पीड़ित हो जाता है। पाचन क्रिया में लीवर का महत्त्वपूर्ण योगदान है।

पैनक्रियाज (Pancreas)

पैनक्रियाज एक सात इंज लंबी ग्रंथि होती है, जो डियोडीनम से लेकर स्प्लीन तक फैली हुई होती है। पैनक्रियेटिक रस के एंजाइम्स का भोजन पर बड़ा प्रभाव पड़ता है। पैनक्रियेटिक रस में ट्रिपासिन, एमाइलेज और लाइपेज नामक तीन प्रकार के एंजाइम्स होते हैं। भोजन में ट्रिपसिन प्रोटीन और पैप्टोनज को पौलीपैप्टाइडिज तथा एमिनो एसिड में बदल देता है। एमाइलेज शक्कर और स्टार्च को माल्टोज में बदल देता है, जबकि लाइपेज चरबी को गिलसरिन में बदल देता है।

छोटी आँत (Small Intestine)

जब भोजन डियोडीनम में पचने के बाद पाचन क्रिया की अगली स्थिति में पहुँचता है तो उस स्थान को छोटी आँत कहते हैं। छोटी आँत एक नली सी होती है, जिसकी लंबाई 22 फीट की होती है। इस नली की चार तरह की परतें होती हैं। पहली परत पेरिटोनियल पर्त होती है, जो सेरस मैंबरेंस के साथ ढकी होती है। दूसरी परत मस्कुलर कोट होती है। तीसरी परत सबम्यूकस होती है और चौथी परत इनर म्यूकस होती है।

छोटी आँत में कुछ ऐसी ग्रंथियाँ होती हैं, जो इसे कीटाणुओं से बचाने के लिए एंटोकाइनेज, एरेपसिन, शुक्रोज, माल्टोज, लैक्टोज नामक रस उत्पन्न करती हैं।

एंट्रोकाइनेज रस पैनक्रियाज द्वारा उत्पन्न किए ट्रिप्सनोजेन को ट्रिप्सीन में बदल देता है और एरेपसिन भोजन में जो प्रोटीन तत्त्व होते हैं, उन पर प्रभाव डालते हुए उन्हें एमिनो एसिड में बदल देता है। शुक्रोज चीनी को ग्लूकोज में तो माल्टोज भोजन में उपस्थित मल्टोज को डेक्सट्रोल में बदल देता है। लैक्टोज दूध में पाए जानेवाले शक्कर को ग्लूकोज में बदल देता है। इस तरह भोजन पूरी तरह पच जाता है और फिर बड़ी आँत में पहुँचता है।

बड़ी आँत (Large Intestine)

छोटी आँत से लेकर एवस या रेक्टम तक फैली नली को ही बड़ी आँत कहा जाता है। बड़ी आँत की लंबाई 5 फुट होती है। यह आँत पाचन का कोई अधिक कार्य नहीं करती है। भोजन यहाँ तक आते-आते लगभग पूरी तरह से पच जाता है और केवल व्यर्थ पदार्थ ही शेष रह जाते हैं।

परिसंचरण तंत्र (Circulatery System)

प्रत्येक प्राणी में रक्त का संचार लगातार होता रहता है, जिसमें परिसंचारी संस्थान की बहुत महत्त्वपूर्ण भूमिका होती है। जहाँ परिसंचारी संस्थान सेल्स को भोजन प्रदान करता है, वहीं दूसरी ओर यह बेकार या व्यर्थ पदार्थों को बाहर निकालने में भी सहायता करता है। यही नहीं, यह शरीर के अलग-अलग भागों में हार्मोंस को भी पहुँचाने का कार्य करता है। यह शरीर के तापमान को नियंत्रित रखने के लिए बड़ी भूमिका निभाता है। परिसंचारी संस्थान के द्वारा किए जानेवाले महत्त्वपूर्ण कार्यों का वर्णन इस प्रकार है—

रक्त (Blood)

प्रत्येक व्यक्ति के परिसंचारी संस्थान के भीतर उसके संपूर्ण शरीर का लगभग 80% रक्त होता है। रक्त एक लाल रंग का पदार्थ होता है, जिसमें 55% तरल प्लाज्मा और 45% सेल्यूलर भाग होता है।

प्लाज्मा एक स्ट्रॉ रंग का तरल पदार्थ होता है, जो अपने भीतर रक्त कणिकाएँ रखने के साथ-साथ अन्य पदार्थों को शरीर के एक भाग से दूसरे भाग तक ले जाने का कार्य करता है। प्लाज्मा क्षारीय प्रकृति का होता है। इसमें थोड़ी सी मात्रा में लवण और ग्लूकोज होते हैं।

प्लाज्मा के भीतर दो प्रकार के सैल्स (कणिका) होते हैं, जिन्हें लाल स्तर कणिका एरिथ्रोसाइट और श्वेत रक्त कणिका ज्यूकोसाइट्स कहते हैं। प्रत्येक लाल रक्त कणिका में लगभग 265 मिलियन हीमोग्लोबिन के मोलीक्यूल्स होते हैं। इन्हें रेड पिगमैंट के नाम से भी जाना जाता है। इनके द्वारा ही गैसों की आवाजाही होती है।

रक्त कणिकाएँ (Blood Vessals)

प्रत्येक प्राणी के भीतर धमनियाँ, शिराएँ और कोशिकाएँ तीन प्रकार की रक्त कणिकाएँ होती हैं। वे शिराएँ जो रक्त को दिल में शरीर के भिन्न-भिन्न भागों में लेकर जाती हैं, उन्हें ही धमनियाँ कहा जाता है। ये धमनियाँ मोटी, लचकदार बनी होती हैं। इनमें साफ एवं स्वच्छ रक्त होता है, लेकिन जो धमनियाँ फेफड़ों तक रक्त ले जाती हैं, उनमें गंदा रक्त होता है। इस धमनी को पलमोनरी धमनी कहा जाता है।

वे नलियाँ शिराएँ कहलाती हैं, जो रक्त को फेफड़ों और शरीर के अन्य भागों से दिल की ओर ले जाती हैं। शिराएँ काफी पतली और लचीली होती हैं। इनमें गंदा रक्त प्रवाहित होता रहता है।

कोशिकाएँ अत्यंत बारीक नलियाँ होती हैं। शरीर की सभी भीतरी धमनियाँ और शिराएँ छोटी-छोटी नलियों में विभाजित हो जाती हैं। अत: ये विभाजित छोटी-छोटी नलियाँ ही कोशिकाएँ कहलाती हैं। इनका मुख्य कार्य यह होता है कि ये शरीर के छोटे-से-छोटे भाग में भी रक्त पहुँचाती हैं।

दिल (Heart)

इसमें कोई संदेह नहीं कि दिल परिसंचारी संस्थान का एक अति महत्त्वपूर्ण अंग है। यह पान के आकार का होता है। इसका वजन लगभग 250 ग्राम से लेकर 300 ग्राम तक होता है। यह बीच में से खोखली मांसपेशियों से बना होता है, जो कार्डियक मांसपेशियाँ कहलाती हैं। यह भोजन द्वारा लिये गए पौष्टिक तत्त्वों को रक्तनलियों द्वारा शुद्ध रक्त के रूप में शरीर के भिन्न-भिन्न अंगों में विभाजित करता है तथा उन अंगों के अशुद्ध रक्त को वापस लेता है और फिर अशुद्ध रक्त को फेफड़ों में भेजकर शुद्ध करवाता है। इस तरह फेफड़ों द्वारा शुद्ध किया गया रक्त फिर से दिल में आ जाता है। यह चक्र लगातार चलता रहता है।

नाड़ी तंत्र (Nervous System)

व्यवहार की मनुष्य के जीवन में बड़ी महत्ता होती है। जैसा व्यवहार होगा, मनुष्य का जीवन भी वैसा ही होगा। अच्छा व्यवहार मनुष्य को मान-सम्मान दिलाता है तो बुरा व्यवहार उसे अनादर और अपयश से परिचित कराता है। नाड़ी-तंत्र व्यवहार को नियंत्रित करने में महत्त्वपूर्ण भूमिका निभाता है। नाड़ी तंत्र को मुख्य दो भागों में विभाजित किया जा सकता है, जिनका वर्णन इस प्रकार है—

केंद्रीय नाड़ी तंत्र (Central Norvous System)

यही नाड़ी तंत्र का वह भाग है, जिसमें मस्तिष्क और सुषुम्ना नाड़ी समाहित हैं। यहाँ हम पहले मस्तिष्क की बात करते हैं। मस्तिष्क नाड़ी तंत्र का बहुत ही महत्त्वपूर्ण भाग है, जिसे मानवीय शरीर की संचार व्यवस्था का कंट्रोल रूम भी कहा जाता है। इसके बाहरी भाग पर भूसल पदार्थ की एक परत होती है। यह भूसल पदार्थ नाड़ी सैल्स से बना होता है। भूसल पदार्थ का संबंध शरीर के विशेष भागों की संवेदना तथा क्रियाओं से होता है। एक चुस्त-दुरुस्त नवयुवक के मस्तिष्क का वजन लगभग 1500ग्राम होता है।

सुषुम्ना नाड़ी स्नायु पदार्थ की बनी होती है, जो बेलनाकार होती है। इसका वजन लगभग 30 ग्राम होता है और यह लगभग 45 सेमी, लंबी होती है। इसमें भूरे

रंग की स्नायु कोशिकाएँ होती हैं। ये भूरे रंग की कोशिकाएँ स्नायु तंतुओं के रूप में सफेद रंग के पदार्थ की परत से ढकी होती हैं। इनके ऊपरी भाग को मेड्यूला मगज कहा जाता है, जिसका सीधा संबंध मस्तिष्क से होता है। यहीं से मस्तिष्क में जितनी भी उत्तेजनाएँ होती हैं, जन्म लेती हैं। यदि सुषुम्ना नाड़ी चोटग्रस्त हो जाए तो संदेश आना बंद हो जाता है और यदि इसके बाहरी भाग में चोट लग जाए तो लकवा जैसा गंभीर रोग भी पैदा हो सकता है।

स्वचालित नाड़ी तंत्र (Auomatic Nervous System)

स्वचालित नाड़ी तंत्र के दो भाग होते हैं—पिंगला तंत्र और पर-पिंगला तंत्र में नाड़ियों से बनी हुई दो लंबी रचनाएँ होती हैं, जिनमें जगह-जगह पर गाँठें बनी हुई होती हैं। गरदन से लेकर पेट तक कुल 18 गाँठें होती हैं और प्रत्येक गाँठ से छोटी-छोटी गाँठें निकलती हैं। जबकि पर-पिंगला तंत्र का निर्माण मेड्यूला, मेड्यूला मगज, मस्तिष्क, सुषुम्ना नाड़ी के विचले भाग से निकली हुई नाड़ियों से होती है। इन नाड़ियों से रेशे से निकलते हैं, जो शरीर के भिन्न-भिन्न अंगों में चले जाते हैं। पर-पिंगला तंत्र कार्य हवा की नलियों का छोटा करना, दिल की धड़कन को कम करना और आँखों की पुतलियों को सिकोड़ना होता है।

श्वास क्रिया तंत्र (Respiratry System)

प्रत्येक प्राणी के लिए श्वास क्रिया अत्यंत महत्त्वपूर्ण है। श्वास लेने और छोड़ने की क्रिया को श्वास क्रिया कहा जाता है। मनुष्य के शरीर का भीतरी डायफ्राम एक गोल मीनार की तरह होता है। जब यह मांसपेशी सिकुड़ जाती है तो यह चपटे आकार की हो जाती है, जिससे छाती-गुहा का आयतन बढ़ जाता है। इसी दबाव को संतुलित करने के लिए बाह्य हवा शरीर में प्रवेश करती है।

जब ऑक्सीजन फेफड़ों से रक्त में प्रवेश करती है तो यह रक्त में उपस्थित हीमोग्लोबिन के साथ मिल जाती है। इससे यह ऑक्सीहीमोग्लोबिन में परिवर्तित हो जाती है। धमनियों द्वारा आक्सीहीमोग्लोबिन वाला रक्त शरीर के अन्य हिस्सों में भेजा जाता है।

श्वास क्रिया में महत्त्वपूर्ण भूमिका निभानेवाला अंगों का वर्णन इस प्रकार है—

नाक (Nose)

बाह्य श्वास क्रिया में नाक भी बहुत महत्त्वपूर्ण होती है। नाक के निचले

हिस्से में छोटे-छोटे बाल होते हैं, जो छलनी का काम करते हैं। जब मनुष्य श्वास लेता है तो उस समय धूलादि के कण भी वायु के साथ जाते हैं, जिन्हें ये बाल शरीर में प्रवेश करने से रोकते हैं।

ग्रसनिका (Pharynx)

ग्रसनिका गले की टॉन्सिल्स के पीछे स्थित होती है। यह कीप के आकार की होती है। यह छोटी-छोटी हड्डियों से मिलकर बनी एक छल्लेदार नली होती है। यह नाक के ऊपरी भाग से लेकर जीभ तक स्थित होती है। यह भोजन और वायु की नलियों में मिली होती है।

कंठ (Larynx)

यह वह भाग होता है, जो वायु नली के ऊपर स्थित होता है। यह मोटा तथा थोड़ा बक्से के आकार का होता है। कंठ से आवाज निकलने के कारण इसे स्वर यंत्र भी कहा जाता है।

श्वास नली (Trachea)

श्वास नली गले के नीचे हड्डियों के जो छल्ले बने होते हैं, उन्हें सहारा देने के लिए होती है। इसकी लंबाई चार इंच की होती है। यह हड्डियों के जिन छल्लों को सहारा देती है, उन छल्लों की संख्या 16 से लेकर 20 तक होती है।

श्वास नलिकाएँ (Bronchial Tubes)

जब मनुष्य श्वास लेता है तो वायु श्वास नली से निकलकर दो नलिकाओं में विभाजित हो जाती है। एक नली दाएँ फेफड़े की ओर चली जाती है तो दूसरी नली बाएँ फेफड़े की ओर चली जाती है। आगे चलकर ये कई नलिकाओं में विभाजित हो जाती हैं। इन्हीं नलिकाओं में से वायु का आदान-प्रदान होता रहता है।

फेफड़े (Lungs)

श्वास क्रिया में फेफड़ों की अत्यंत महत्त्वपूर्ण भूमिका होती है। फेफड़े थैले के आकार के होते हैं और थोड़े लचीले भी होते है। दायाँ फेफड़ा बाएँ फेफड़े से थोड़ा बड़ा और भारी होता है। जहाँ दायाँ फेफड़ा चार भागों में विभाजित होता है, वहीं बायाँ फेफड़ा दो भागों में विभाजित होता है। ये दोनों फेफड़े एक झिल्ली से बने थैले में सुरक्षित रहते हैं। इन थैलों को प्लूरा कहा जाता है।

डायफ्राम (Diaphram)

डायफ्राम गुंबद के आकार की मांसपेशी होती है, जो श्वास को भीतर लेने में सहायता करती है। यह छाती को पेट से अलग करती है। जब मनुष्य श्वास लेता है तो डायफ्राम सिकुड़कर सीधा हो जाता है और फिर यह जिगर को नीचे की ओर धकेलता है।

मांसपेशी तंत्र (Muscular System)

शरीर के विभिन्न भागों पर पाई जानेवाली मांस की परतों को ही मांसपेशियाँ कहा जाता है। मानवीय शरीर के भीतर लगभग 600 मांसपेशियाँ होती हैं। ये मांसपेशियाँ हड्डी तंत्र का आवरण होती हैं। मांसपेशियाँ बहुत ही पतले-पतले रेशे के रूप में होती हैं और बहुत ही ताकतवर होती हैं। इनकी एक मुख्य व बड़ी विशेषता यह होती है कि ये अपने वजन से भी कई सौ गुना अधिक वजन सहने की योग्यता रखती हैं। कार्य के आधार पर मांसपेशियों को निम्न तीन अंगों में विभाजित किया जा सकता है—

ऐच्छिक मांसपेशियाँ (Valuntary Muscles)

ये ऐसी मांसपेशियाँ हैं, जो व्यक्ति की इच्छा के अनुसार कार्य करती हैं। ये मांसपेशियाँ निम्न प्रकार की हैं—

- छाती की मांसपेशियाँ
- भुजाओं और टाँगों की मांसपेशियाँ
- गरदन तथा चेहरे की मांसपेशियाँ

अनैच्छिक मांसपेशियाँ (Involuntary Muscles)

जैसा कि नाम से ही प्रतीत होता है कि ये मांसपेशियाँ व्यक्ति की इच्छा के अधीन नहीं होतीं। ये मांसपेशियाँ अपनी इच्छानुसार ही कार्य करती हैं और व्यक्ति को इनके बारे में जरा भी सुध नहीं होती। ये मांसपेशियाँ निम्न प्रकार की हैं—

- पेट की मांसपेशियाँ
- पाचन संस्थान की मांसपेशियाँ
- दाँतों की मांसपेशियाँ
- रक्त नलियों की मांसपेशियाँ

दिल की मांसपेशियाँ (Cardiac Muscles)

ये वे मांसपेशियाँ हैं, जिनसे दिल की दीवार का निर्माण होता है। ये मांसपेशियाँ

ऐच्छिक मांसपेशियों से काफी मिलती-जुलती हैं। इन मांसपेशियों की बड़ी विशेषता यह होती है कि ये जीवन भर लगातार कार्यरत रहती हैं। इन मांसपेशियों पर स्नायु तंत्र का नियंत्रण रहता है।

मांसपेशियाँ हड्डियों से चिपकी होती हैं और शरीर के अंगों में हरकत करती रहती हैं, इन मांसपेशियों में शरीर का कुल 40% वजन होता है। स्कैलीटल मांसपेशियों की इकाई लंबाई सिलिंडरीकल मांसपेशियों के रेशे होते हैं, जो लंबाई में 1 से 40 मिमी, तक होते हैं। प्रत्येक मांसपेशी का रेशा बहुत ही छोटी इकाइयों, जिन्हें माइओफिब्रिल्स कहा जाता है, उनका बना होता है। माइओफिब्रिल्स मांसपेशियों का सिकुड़नेवाला पदार्थ है और मांसपेशी का प्रत्येक रेशा एक बारीक सी फैलनेवाली मैंबरेन से घिरा होता है, जो सरकोलिमा कहा जाता है।

मांसपेशियों का मुख्य कार्य सिकुड़ना तथा फैलना होता है। मांसपेशियों के सिकुड़ने पर, दोनों सिरों की हड्डियाँ एक-दूसरे के करीब आ जाती हैं और इनकी लंबाई में कमी आ जाती है।

अस्थि तंत्र (Skeleton System)

मनुष्य के शरीर के निर्माण में हड्डियों का बहुत महत्त्वपूर्ण योगदान होता है। इसमें कोई संदेह नहीं कि मनुष्य का शरीर हड्डियों का ढाँचा है। हड्डियाँ शरीर के भीतरी अंगों की रक्षा करती है। शरीर के निर्माण में अनेक प्रकार की हड्डियों का योगदान होता है। इनका वर्णन इस प्रकार है—

सेसामॉइड हड्डियाँ (Sesmoid Bones)

सेसामॉइड हड्डियाँ मांसपेशियों के टेंडन के रूप में विकसित होती हैं और ये मुख्यत: शरीर के जोड़ों में होती हैं। इन हड्डियों का अपना एक अलग समूह होता है।

चपटी हड्डियाँ (Flat Bones)

ये हड्डियाँ शरीर के कोमल अंगों की रक्षा करने के लिए होती हैं। ये कठोर सतह के मेल से बनती हैं और इनके बीच में गुदगुदा सा पदार्थ होता है। इन हड्डियों से अधिकांशत: मांसपेशियों के बंधन होते हैं।

लंबी हड्डियाँ (Long Bones)

लंबी हड्डियाँ टाँगों और हाथों में होती हैं। इन हड्डियों में एक लंबी नली और दो बाह्य सिरे होते हैं। इस नली का मध्य भाग एक गुदगुदे जैसे पदार्थ से भरा होता है।

अनियमित हड्डियाँ (Irregular Bones)

इन हड्डियों में रीढ़ की हड्डियाँ तथा मुँह की हड्डियाँ होती हैं। इन हड्डियों का कोई निश्चित आकार नहीं होने के कारण ही इन्हें अनियमित हड्डियाँ कहा जाता है।

छोटी हड्डियाँ (Short Bones)

ये हड्डियाँ बहुत ही छोटी और कठोर किस्म की होती हैं। ये उँगलियों तथा अँगूठे में होती हैं। इन हड्डियों में टॉर्सस तथा कार्पस हड्डियाँ अत्यंत महत्त्वपूर्ण हैं।

प्रत्येक हड्डी का शरीर में अपना एक अलग ही महत्त्व होता है। यदि शरीर से हड्डियाँ निकाल दी जाएँ तो इससे शरीर का अस्तित्व ही समाप्त हो जाता है। अंगों के आधार पर हड्डियों का वर्णन इस प्रकार है—

खोपड़ी (Skull)

मनुष्य की खोपड़ी में कुल मिलाकर 22 हड्डियाँ होती हैं। इनमें कुछ पतली तो कुछ चपटी हड्डियाँ होती हैं। खोपड़ी के ऊपरी भाग में 8 हड्डियाँ होती हैं। खोपड़ी के इस ऊपरी भाग को कपाल कहा जाता है। कपाल के निचले भाग में एक बड़ा छेद होता है, जिसे फोरामैन मैगनम कहा जाता है। खोपड़ी के निचले भाग और सामनेवाले भाग के मिलने से ही चेहरा बनता है। इसमें कुल 14 हड्डियाँ होती हैं। खोपड़ी में अलग-अलग तरह की हड्डियाँ होती हैं, जो इस प्रकार हैं—

- फ्रंटल हड्डी (Frontal Bone)
- पैराइटल हड्डी (Pariental Bone)
- ऑक्सीपीटल हड्डी (Occipital Bone)
- टैंपोरल हड्डी (Temporal Bone)
- सेफेनॉइड हड्डी (Spenoid Bone)
- ऐथमॉइड हड्डी (Ethmoid Bone)

चेहरा (Face)

चेहरे में कुल मिलाकर 14 हड्डियाँ होती हैं, जिनकी सहायता से चेहरे का निर्माण होता है। ये हड्डियाँ कुछ छोटी तथा कुछ बड़ी होती हैं। इनमें से कुछ हड्डियों का वर्णन इस प्रकार है—

ऊपरी जबड़े की हड्डियाँ

निचले जबड़े की हड्डियाँ

पैलेटाइन हड्डियाँ
लैक्रीमल हड्डियाँ
जाइगोमैटिक हड्डियाँ
इनफेरियर टर्बीनेट हड्डियाँ
स्पंजी हड्डियाँ

पसलियाँ (Ribs)

मनुष्य की छाती का निर्माण पसलियों की हड्डियों द्वारा ही होता है। इन हड्डियों की कुल संख्या 24 होती है और ये थौरैसिक बर्टीबरी के साथ जुड़ी हुई होती हैं। पसलियाँ तीन तरह की होती हैं— सच्ची पसलियाँ, झूठी पसलियाँ और तैरती हुई पसलियाँ।

रीढ़ की हड्डी (Vertebral Column)

रीढ़ की हड्डी को शरीर की सबसे महत्त्वपूर्ण हड्डी माना जाता है, जो कई हड्डियों के मिलने से बनती है। रीढ़ की हड्डी में कुल 33 हड्डियाँ होती हैं। यह हड्डी मजबूत होने के साथ-साथ लचीली भी होती है।

कूल्हे की हड्डियाँ (Relvic Bones)

धड़ तथा टाँगों की हड्डियों को जोड़ने में कूल्हे का महत्त्वपूर्ण योगदान होता है। कूल्हा तीन हड्डियों से मिलकर बनता है, जिनके नाम इस प्रकार हैं—

- इलियम
- प्यूबिस
- इश्चिमय

कंधे की हड्डियाँ (Shoulder Bones)

कंधे द्वारा धड़ के साथ भुजाएँ जुड़ी होती हैं। कंधे में दो अत्यंत महत्त्वपूर्ण हड्डियाँ होती हैं, जिन्हें क्लैवीकल और स्केपुला कहा जाता है। क्लैवीकल हड्डी को हँसली की हड्डी के नाम से भी जाना जाता है। स्कैपुला हड्डी त्रिकोणी और चपटी होती है। यह हड्डी पसलियों के निकट होती है। इस हड्डी से अत्यधिक मांसपेशियाँ जुड़ी होती हैं।

भुजा की हड्डियाँ (Arm Bones)

भुजाएँ कई हड्डियों से मिलकर बनी होती हैं। भुजाओं का वह भाग जो कंधों

से लेकर कोहनियों तक फैला होता है, उसे भुजा का ऊपरी भाग कहते हैं। इस भाग से ह्यूमरम नामक एक महत्त्वपूर्ण हड्डी होती है, जो भुजाओं को घूमने या मोड़ने में सहायता करती है।

अल्ना (lna)

यह एक प्रकार की लंबी हड्डी होती है, जिसमें एक लंबी शाफ्ट और दो एक्सट्रीमिटीज होती हैं। इस हड्डी का सिरा नीचे की ओर झुका होता है।

रेडियस (Radius)

यह हड्डी अल्ना की तरह ही लंबी होती है, लेकिन यह अल्ना से छोटी होती है। इसका सिरा बटन के आकार का होता है। यह सिरा ह्यूमरस हड्डी के साथ जुड़ा होता है।

हाथ व कलाई की हड्डियाँ (Hand and Wrist Bones)

कलाई कार्पस हड्डियों से मिलकर बनी होती है। कार्पस हड्डियाँ बहुत ही छोटी होती हैं। मैटाकार्पस हड्डियों की सहायता से हथेली का निर्माण होता है। मैटाकार्पस हड्डियाँ एक हाथ में पाँच होती हैं।

टाँगों की हड्डियाँ (Larger Extremities Bones)

टाँग की हड्डियाँ लंबी व चौड़ी होती हैं। इनमें सबसे पहले जाँघ की हड्डियाँ आती हैं और फिर अंगुलियों तथा अँगूठों की हड्डियाँ आती हैं। जाँघ फीमर नामक हड्डी से बनी है, जो अन्य हड्डियों की अपेक्षा अधिक मजबूत और लंबी होती है।

सैल तंत्र (Cell System)

सभी प्राणियों का शरीर सैल्स के मिलने से बनता है। सैल एक जैली जैसे पदार्थ प्रोटोप्लाज्म का बना होता है, जिसमें एक न्यूक्लीयस होता है। प्रोटोप्लाज्म में निम्न पदार्थ होते हैं—

- ग्लूकोज
- लवण
- लिपिडज
- नाइट्रोजीनियस

प्रोटोप्लाज्म दो प्रकार का होता है—

- साइटोप्लाज्म

- न्यूक्लियोप्लाज्म

साइटोप्लाज्म (Cytoplazm)

साइटोप्लाज्म वह प्रोटोप्लाज्म होता है, जो सैल मैंबरेन तथा न्यूक्लियर मैंबरेन के बीच स्थित होता है। साइटोप्लाज्म में निम्नलिखित पदार्थ होते हैं—

- सैल मैंबरेन
- माइटोकोंड्रिया
- गॉल्जी एप्रेटस
- सैंटोसोम
- वैक्यूल्ज

न्यूक्लियोप्लाज्म (Neucleoplazm)

न्यूक्लियस के धरातल पर स्थित पदार्थ को ही न्यूक्लियोप्लाज्म कहा जाता है। प्रोटाप्लाज्म के घने गुद्गुदे पदार्थ से ही न्यूक्लियस बनता है, जिसे न्यूक्लियस मैंबरेन साइटोप्लाज्म से अलग करती है। इस मैंबरेन में बहुत सारे छेद होते हैं, जिनसे पदार्थ न्यूक्लियस में से साइटोप्लाज्म में चले जाते हैं और फिर साइटोप्लाज्म में से न्यूक्लियस में आ जाते हैं। सैल की सभी प्रकार की गतिविधियों पर न्यूक्लियस का नियंत्रण होता है।

□

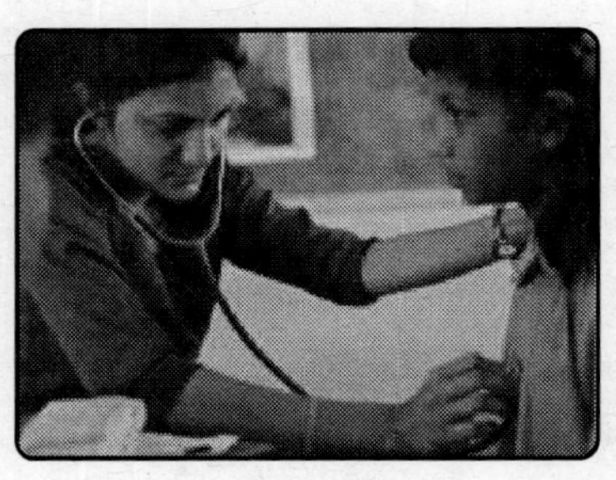

स्कूल-कॉलेजों में स्वास्थ्य सेवाएँ

''स्वास्थ्य शिक्षा सामान्य शिक्षा के कार्यक्रम का वह भाग है, जिसमें शारीरिक क्रियाओं द्वारा बच्चे की संपूर्ण शिक्षा निहित होती है। शारीरिक कार्यक्रम साधन हैं और उन्हें इस तरह चुनकर करवाया जाता है कि उनका प्रभाव बच्चे के संपूर्ण जीवन पर पड़े, जिसमें शारीरिक, मानसिक, भावनात्मक और नैतिक सभी अंग सम्मिलित हों।''

—एच.सी. बक

स्वास्थ्य शिक्षा के अंतर्गत विद्यालयों में स्वास्थ्य सेवाएँ संबंधी कार्यक्रमों को चलाया जाता है। इन कार्यक्रमों का उद्देश्य प्रत्येक छात्र का शारीरिक, मानसिक और भावनात्मक रूप से अधिक-से-अधिक स्वास्थ्य का विकास करना होता है। विद्यालयी प्रशासन के द्वारा इस ओर अधिक ध्यान दिया जाना चाहिए, जिससे छात्र स्वस्थ जीवन जीते हुए नीरोगी रहें। एक विद्यालय के लिए स्वास्थ्य सेवाओं के जिन आवश्यक तत्त्वों की आवश्यकता होती है, उनका क्रमबद्ध रूप में वर्णन इस प्रकार है—

- स्वास्थ्य संबंधी सूचना एवं ज्ञान
- संक्रामक रोगों पर नियंत्रण
- आपातकालीन देखभाल संबंधी क्रियाएँ
- विद्यालय के सभी छात्रों का समय-समय पर स्थास्थ्य निरीक्षण
- अन्य स्वास्थ्य सेवाएँ

विद्यालय में जो स्वास्थ्य सेवाएँ छात्रों को उपलब्ध कराई जाती हैं, उनका छात्रों के संपूर्ण व्यक्तित्व पर प्रभाव पड़ता है। ये सेवाएँ बीमारियों या शारीरिक

दोषों को ही दूर करने का प्रयास नहीं करतीं, बल्कि ये छात्रों के जीवन को उच्चता भी प्रदान करती हैं। स्वास्थ्य सेवाओं के वे महत्त्वपूर्ण बिंदु निम्न प्रकार हैं, जो प्रत्येक छात्रों के लिए बहुत लाभकारी हैं—

- विद्यालय की स्वास्थ्य सेवाएँ प्रशासन तथा छात्रों के लिए एक स्वास्थ्यप्रद वातावरण के निर्माण में सहायता करती हैं।
- ये छात्रों के मस्तिष्क में सुरक्षा की भावना पैदा करती हैं। सुरक्षा की भावना के परिणामस्वरूप ही छात्रों के आत्मविश्वास में वृद्धि होती है।
- ये छात्रों की शिक्षा प्राप्त करने की योग्यता को प्रदर्शित करती हैं अर्थात् ये दिखाती हैं कि छात्र का स्वास्थ्य कितना सही है और क्या वह शिक्षा ग्रहण करने में समर्थ है या नहीं।
- ये छात्रों की कक्षा में कम अनुपस्थिति को दूर करने में सहायता करती हैं।
- ये समायोजन का भी सुझाव प्रस्तुत करती हैं।

केवल अध्यापक या छात्र ही नहीं, बल्कि अभिभावकों को भी विद्यालय के स्वास्थ्य सेवा कार्यों के महत्त्व एवं उसकी कमियों के प्रति जागरूक होने की आवश्यकता है। कोई भी विद्यालय निम्न साधनों के माध्यम से स्वास्थ्य सेवा प्रदान कर सकता है—

- विद्यालय का औषधालय
- विद्यालय का चिकित्सा अधिकार
- विद्यालय का स्वास्थ्य निरीक्षक
- विद्यालय की रेडक्रॉस संख्या

प्रत्येक विद्यालय में समय-समय पर छात्रों की डॉक्टरी जाँच की जानी चाहिए, साथ ही इस जाँच का रिकॉर्ड भी रखा जाना चाहिए। जाँच में जो विवरण सामने आए, उसकी जानकारी छात्रों के माता-पिता को भी दी जानी चाहिए। इसके अतिरिक्त स्वास्थ्य संबंधी सूचना, ज्ञान एवं मूल्यांकन की प्रक्रिया भी व्यवहार में आनी चाहिए।

छात्र की स्वास्थ्य संबंधी जो भी जाँच की जाए, यदि वह प्रातःकाल के समय की जाए तो अधिक लाभप्रद होगा। इसका सबसे बड़ा लाभ यह मिलता है कि इससे क्रियात्मक स्वास्थ्य शिक्षा को अधिकाधिक अवसर मिलता है।

कुछ संख्याएँ ऐसी होती हैं, जिनका सामूहिक नेता प्रातःकाल जाँच के लिए आता है और अध्यापक उस समय प्रत्येक छात्र को संदिग्ध रोग के विषय में बताता है। इस दौरान लगभग 25 से भी अधिक छात्रों को कुछ ही मिनटों की

जाँच की जाती है।

जब रोगी की संपूर्ण डॉक्टरी जाँच की जाए तो उस जाँच में दंत, मनोवैज्ञानिक एवं शारीरिक जाँच भी शामिल होनी चाहिए और जिन विद्यालयों में वार्षिक जाँच संभव न हो, वहाँ वार्षिक जाँच प्रक्रिया को लागू किए जाने के प्रयास किए जाने चाहिए। इसके अतिरिक्त जब छात्रों की जाँच हो तो उस समय उनके अभिभावकों को भी वहाँ आमंत्रित कर लिया जाना चाहिए।

छात्रों का दंत परीक्षण भी अन्य परीक्षणों की भाँति आवश्यक है, क्योंकि ऐसा माना जाता है कि यह छात्रों की स्वास्थ्य संबंधी जानकारी एवं सूचना का सबसे अधिक महत्त्वपूर्ण पक्ष है। दंत परीक्षण इस उद्देश्य से किया जाता है। कि छात्र को कोई गंभीर बीमारी तो नहीं है। यदि वह किसी गंभीर रोग से ग्रसित है तो उसे जल्दी-से-जल्दी उचित उपचार उपलब्ध कराया जाए।

स्वास्थ्य शिक्षा और उससे संबंधित परीक्षण अनुवर्ती कार्यक्रम के बिना अधूरे हैं। इसका स्पष्ट कारण यह है कि रोग का पता लगाना इतना महत्त्वपूर्ण नहीं, जितना रोग का उपचार करना। रोग का पता चलते ही उसका उपचार तुरंत ही किया जाना चाहिए। यदि इसमें देरी हो जाए तो इससे गंभीर स्थिति पैदा हो जाती है और जिसे नियंत्रित करना अत्यंत कठिन हो जाता है।

संक्रामक रोगों को नियंत्रित करने का स्कूल स्वास्थ्य अधिकारी को पूरा अधिकार होता है और उसका यह कर्तव्य होता है कि वह संक्रामक रोगों के नियंत्रण के लिए नियमों-विनियमों की एक सूची स्कूल के कर्मचारियों को भेजे। इसके बाद जब रोगी को रोग निरोधक टीके लगाए जाएँ तो इसकी जानकारी रोगी के अभिभावक को भी दी जाए। जब महामारी के दौरान रोगी को रोग निरोधक टीके लगाए जाएँ तो उस समय स्कूल अधिकारी को जनस्वास्थ्य अधिकारी की सहायता लेनी चाहिए, क्योंकि इससे उसका कार्य और सुगम हो जाएगा।

विद्यालय को किसी भी तरह की आपातकालीन स्थिति से उबरने के लिए और उपचार की सेवा तथा सुविधा प्रदान करने के लिए हमेशा रहना चाहिए। जब स्कूल में छात्र मौजूद हों तो उस समय प्राथमिक चिकित्सा सुविधा अवश्य उपलब्ध होनी चाहिए। कक्षा अध्यापक या स्वास्थ्य शिक्षा अध्यापक को प्राथमिक चिकित्सा की उचित जानकारी होनी चाहिए, ताकि आवश्यकता पड़ने पर वे प्राथमिक चिकित्सा देने में सक्षम हों।

प्रत्येक विद्यालय में छात्र के स्वास्थ्य से संबंधित हर छोटी-बड़ी जानकारी का रिकॉर्ड रहना चाहिए और इस रिकॉर्ड की जानकारी छात्र के माता-पिता के पास

भी होनी चाहिए। स्वास्थ्य संबंधी रिकॉर्ड प्रत्येक कक्षा के बाद महत्त्वपूर्ण विवरणों को दर्ज करते हुए आगे तक चलाए जाने चाहिए। हाँ, इस प्रक्रिया को गुप्त अवश्य रखा जाना चाहिए। माता-पिता, अध्यापक और डॉक्टर के पारस्परिक सहयोग के आधार पर ही छात्र के स्वास्थ्य की आधारशिला रखी जाती है।

कभी-कभी ऐसा होता है कि विद्यालय में अप्रत्याशित दुर्घटनाएँ हो जाती हैं। अत: विद्यालय के अधिकारियों के लिए यह आवश्यक होता है कि वे इस प्रकार की आपातकालीन स्थिति का सामना करने के लिए तैयार रहें। इससे निपटने के लिए योजना बनाएँ। यदि किसी छात्र को चोट लग जाए तो उसे तुरंत प्राथमिक उपचार दिया जाए और फिर उसे डॉक्टर के पास ले जाया जाए, इससे डॉक्टर को आगे की कार्यवाही में सहायता मिलती है।

विद्यालय में केवल छात्रों के स्वास्थ्य की ही जाँच नहीं की जानी चाहिए, बल्कि अध्यापकों के स्वास्थ्य की भी जाँच की जानी चाहिए। यदि कोई अध्यापक किसी रोग से ग्रस्त है तो उसे भी उचित उपचार उपलब्ध कराया जाना चाहिए, यानी उन्हें भी अनुवर्ती कार्यक्रम की सेवाएँ दी जानी चाहिए।

□

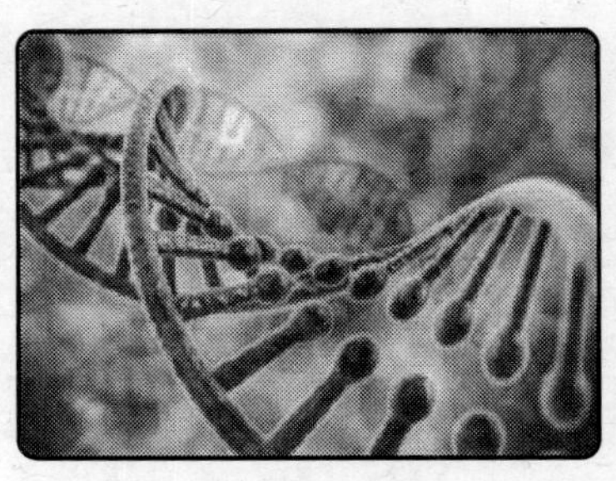

स्वास्थ्य शिक्षा एवं प्रचलित बीमारियाँ

''शारीरिक स्वास्थ्य शिक्षा, शिक्षा की पूर्ण क्रियाओं का वह भाग है, जिसका संबंध शक्तिशाली मांसपेशियों की क्रियाओं और उनसे संबंधित क्रियाओं तथा उनके द्वारा व्यक्ति में होनेवाले परिवर्तन से है।''

—निकसन और कोजन

मनुष्य के लिए स्वास्थ्य शिक्षा कितनी महत्त्वपूर्ण है, इसका पता इस बात से चलता है कि यदि मनुष्य को इसका भली-भाँति ज्ञान न हो तो वह अनेक गंभीर बीमारियों की जगह में आ सकता है। स्थिति तब और भी गंभीर हो जाएगी, जब बीमारी पूरी तरह फल-फूल चुकी होगी और उसे इसके बारे में पता चलेगा। ऐसे में उसका जीवन खतरे में पड़ जाएगा और उसके जीने की संभावनाएँ लगभग खत्म हो चुकी होंगी। यह सब किस कारण? केवल अस्वस्थता के कारण। यदि वह स्वस्थ रहता और उसे स्वास्थ्य शिक्षा का ज्ञान होता तो उसे इस गंभीर-स्थिति का सामना न करना पड़ता। अत: प्रत्येक मनुष्य के लिए स्वास्थ्य शिक्षा का ज्ञान बहुत आवश्यक है। यदि उसे स्वास्थ्य शिक्षा का ज्ञान होगा तो वह स्वयं को विभिन्न गंभीर बीमारियों से दूर रख सकेगा।

यह तो थी स्वास्थ्य शिक्षा की बात और अब बात करते हैं उन संक्रामक बीमारियों की, जो मनुष्य के जीवन के लिए खतरा पैदा करती हैं। यह सिद्ध हो गया है कि विभिन्न प्रकार की बीमारियाँ कीटाणुओं के कारण पैदा होती हैं और ये कीटाणु अस्वस्थता के कारण पैदा होते हैं। ये कीटाणु इतने सूक्ष्म होते हैं कि इन्हें आँखों द्वारा नहीं देखा जा सकता, बल्कि इसके लिए सूक्ष्मदर्शी की सहायता ली जाती है। कीटाणुओं के बढ़ने की प्रवृत्ति बहुत तेज होती है। एक शोध में पता चला

है कि केवल 24 घंटों में एक कीटाणु से डेढ़ करोड़ से भी अधिक कीटाणु पैदा हो जाते हैं। कीटाणु गंदी जगह, अँधेरे में और नमीवाले स्थान पर पैदा होते हैं।

कीटाणुओं की प्रवृत्ति को दो भागों में विभाजित किया जा सकता है—पहले प्रकार के कीटाणु मनुष्य के लिए लाभकारी होते हैं। जैसे; जब दूध से दही बनती है या शरबत से सिरका बनता है तो यह जीवाणुओं के कारण होता है। दूसरे प्रकार के कीटाणु हानिकारक होते हैं। ये कीटाणु परजीवी प्रवृत्ति के होते हैं और ये जीवित मनुष्य के शरीर में बहुतायत संख्या में पैदा हो जाते हैं, जिस कारण कोई-न-कोई गंभीर बीमारी पैदा हो जाती है।

कुछ बीमारियाँ होती हैं, जो केवल स्पर्श मात्र से फैलती हैं। जैसे हाथ मिलाने और एक-दूसरे के वस्त्रों का उपयोग करने से ये बीमारियाँ पैदा होती हैं। इन बीमारियों को 'संपर्क रोग' कहा जाता है। टेटनस और एनथैक्स आदि रोग इसी श्रेणी में आते हैं। इसके अलावा कुछ बीमारियाँ ऐसी होती हैं, जो जल के द्वारा फैलती हैं। इनमें हैजा, मियादी बुखार और दस्त आदि प्रमुख हैं।

ऐसे कुछ रोग जो आम तौर पर फैलते हैं, उनका वर्णन इस प्रकार है—

मियादी बुखार (Typhoid)

यह संक्रामक बीमारी प्रायः उन देशों में अधिक फैलती है, जो शीत प्रधान होते हैं, जबकि यह बीमारी हमारे देश में गरमी के मौसम में अधिक फैलती है। इस बीमारी की अवधि एक से दो सप्ताह होती है, लेकिन कभी-कभी यह अवधि बढ़कर चालीस दिन तक भी हो जाती है।

यह बीमारी उन कीटाणुओं के कारण फैलती है, जो दूषित दूध या पानी के माध्यम से मनुष्य के शरीर में पहुँचते हैं। वायु के माध्यम से भी ये कीटाणु शरीर में पहुँचते हैं। इसके अलावा मक्खियों के कारण भी यह बीमारी फैलती है। यह बीमारी लगभग चार सप्ताह तक रहती है। पहले सप्ताह में इस बीमारी के कारण बुखार बढ़ता चला जाता है। सुबह के समय तो बुखार कम होता है, लेकिन जैसे-जैसे शाम होती जाती है, बुखार भी बढ़ता जाता है और रात होते ही पीड़ित की बेचैनी भी बढ़ जाती है। दूसरे सप्ताह में बुखार कम होता जाता है और तीसरे व चौथे सप्ताह में पीड़ित सामान्य अवस्था में आ जाता है।

मियादी बुखार से पीड़ित को हवादार कमरे में रहने का प्रबंध करना चाहिए। यदि पीड़ित को दस्त के साथ-साथ खून भी आने लगे तो उसे भोजन देना बंद कर देना चाहिए। पीड़ित से यह बीमारी न फैले, इसके लिए चाहिए कि उसके कपड़े व

बरतन अलग रखे जाएँ। पीड़ित को केवल पानी उबालकर ही देना चाहिए। इसके अलावा समय पर पीड़ित को टीका भी लगवाते रहना चाहिए।

खसरा (Measles)

खसरा एक प्रकार की संपर्क बीमारी है, जो एक-दूसरे के संपर्क में आने या एक-दूसरे को छूने से फैलती है। यह बीमारी अधिकतर छोटे बच्चों में अधिक फैलती है। जब छींक आती है तो उस समय इस बीमारी के कीटाणु शरीर में प्रवेश कर जाते हैं। अतः यह रोग दूषित वायु के कारण पैदा होता है और फिर पीड़ित के संपर्क में आने से यह बीमारी फैलती चली जाती है।

लगभग दो सप्ताह के अंदर इस बीमारी के लक्षण दिखाई देने लगते हैं। शुरुआत में तो पीड़ित को जुकाम होता है और उसे बुखार आने लगता है। इसके बाद शरीर पर छोटे-छोटे लाल दाने उभर आते हैं। इन दानों के कारण खुजली पैदा होती है और पीड़ित जब खुजाता है तो ये दाने फूट जाते हैं। इन दानों के फूटने से उनका पीप या रस पीड़ित के हाथों में लग जाता है और जब उन हाथों को शरीर के अन्य हिस्सों में लगाता है तो वहाँ भी ये दाने उभर आते हैं।

पीड़ित का रहने का प्रबंध एक ऐसे अलग कमरे में करना चाहिए, जहाँ हवा न आती हो, अन्य व्यक्तियों को भी उससे दूर ही रहना चाहिए। उसे भोजन के रूप में हरी सब्जियाँ और फल देने चाहिए। उसे पानी भी पीने के लिए केवल उबालकर ही दें। समय पर पीड़ित को रोग-नाशक टीका लगवाते रहना चाहिए।

हैजा (Cholera)

यह बीमारी तब पैदा होती है, जब कोई दूषित पदार्थों का सेवन करता है। सड़े-गले पदार्थों और दूषित पानी का सेवन करने से इस बीमारी के कीटाणु शरीर में प्रवेश कर जाते हैं, जिससे यह रोग पैदा होता है। मक्खियों के कारण भी हैजा फैलता है। जब मक्खियाँ गंदी जगह पर बैठती हैं तो उनके पंखों-पैरों में कीटाणु चिपक जाते हैं और जब ये खाद्य पदार्थों पर बैठती हैं तो वहाँ इन कीटाणुओं को छोड़ देती हैं। फिर मनुष्य इन दूषित खाद्य पदार्थों का सेवन करता है, जिससे यह बीमारी पैदा हो जाती है।

हैजे से पीड़ित व्यक्ति को पहले दस्त होने के साथ-साथ उलटियाँ भी होने लगती हैं। उसकी आँखें पीली हो जाती हैं और सारा शरीर ठंडा हो जाता है। उसकी जीभ सफेद हो जाती है। उसमें बेचैनी बढ़ जाती है। उसकी हालत बेहोश जैसी हो जाती है। वह बहुत ही अधिक कमजोर हो जाता है।

हैजे से पीड़ित व्यक्ति को भोजन के रूप में अंडे की सफेदी और चावल का पानी ही देना चाहिए। इसके अतिरिक्त यदि कुछ दिया भी जाए तो केवल चिकित्सक की सलाह के अनुसार ही देना चाहिए। पीड़ित के पेट की सिकाई भी नियमित रूप से करनी चाहिए। इससे उसे आराम मिलता है और बेचैनी भी कम होती है।

इस बीमारी से बचने का उपाय यह है कि पीड़ित को उबले हुए पानी का ही उपयोग करना चाहिए। बाहरी वस्तुओं जैसे मिठाई वगैरह को खाने से परहेज करना चाहिए, क्योंकि इन पर अकसर मक्खियाँ बैठती रहती हैं।

चेचक (Small Pox)

सामान्य यह रोग छोटी आयुवाले बच्चों को अधिक होता है। दूषित वायु के शरीर में प्रवेश करने में यह रोग पैदा होता है। जब वायु के माध्यम से कीटाणु व्यक्ति के शरीर में प्रवेश कर जाते हैं तो लगभग दो हफ्तों (सप्ताहों)के बाद उसके सिर में और कमर में दर्द की शिकायत होती है। उसकी आँखें लाल होती जाती हैं और उसे बुखार आने लगता है। चार-पाँच दिन के बाद शरीर पर दाने निकल आते हैं। फिर तीसरे-चौथे सप्ताह में ये दाने खुरंड (पपड़ी)बनकर समाप्त हो जाते हैं।

चेचक से पीड़ित व्यक्ति को अलग कमरे में रखना चाहिए और उसके शरीर पर नियमित रूप से सरसों के तेल से मालिश करनी चाहिए। उसकी आँखों का लालपन दूर करने के लिए उसकी आँखें बोरिक एसिड को पानी में मिलाकर धोनी चाहिए। जितना अधिक हो सके, उसे पानी पिलाना चाहिए।

इसी बीमारी से पीड़ित व्यक्ति को शीघ्र ही टीका लगवा लेना चाहिए। इससे बीमारी आगे नहीं बढ़ती और इसकी सही रोकथाम भी हो जाती है।

तपेदिक (Tuberculosis)

यह बीमारी विशेष प्रकार के कीटाणुओं, यानी ट्यूबर बैसिलस के कारण पैदा होती है। जो भी पीड़ित श्वास छोड़ता है, उस समय ये कीटाणु बाहर निकल आते हैं और वायु में मिल जाते हैं। फिर जब मनुष्य श्वास लेता है तो ये कीटाणु उसके शरीर में प्रवेश कर जाते हैं, जिससे वह भी इस बीमारी में ग्रस्त हो जाता है।

तपेदिक से पीड़ित व्यक्ति को शुरुआत में थकान महसूस होती है। उसका मन बेचैन सा रहता है और किसी भी कार्य में उसका मन नहीं लगता। बुखार के साथ-साथ उसे खाँसी भी हो जाती है। धीरे-धीरे उसका शरीर कमजोर होने लगता है।

इस रोग का उपचार यह है कि इस रोग की जैसे ही आशंका हो, रोगी को तुरंत ही चिकित्सक की सहायता लेनी चाहिए। रोगी को बी.सी.जी. का भी टीका

लगवाना चाहिए। प्रतिदिन व्यायाम के साथ-साथ उसे फलों को भोजन के रूप में खाना चाहिए।

पेचिश (Dysentery)

पेचिश एक संक्रामक रोग है, जो बासी भोजन का सेवन करने सड़े-गले खाद्य पदार्थों का सेवल करने और गंदे स्थानों पर रहने से होता है। इस रोग से पीड़ित व्यक्ति को प्यास अधिक लगती है और उसे पेट में दर्द की शिकायत भी रहती है।

पीड़ित व्यक्ति को आराम करना चाहिए, उसे अधिक चलना-फिरना नहीं चाहिए। उसे तरल भोजन ही करना चाहिए, जो जल्दी से पच सके। उसे बासी भोजन व सड़े-गले खाद्य पदार्थों के सेवन से बचना चाहिए। यदि उसे साफ-सुथरी जगह पर रहने की व्यवस्था की जाए तो इससे उसके जल्दी स्वस्थ होने के अवसर बढ़ जाते हैं।

छोटी माता (Chicken Pox)

यह एक संक्रामक रोग है, जो चेचक के समान ही बहुत खतरनाक होता है। यह उन कीटाणुओं से पैदा होता है, जो श्वास के समय शरीर में प्रवेश कर जाते हैं। इस रोग या बीमारी का पता तब चलता है, जब दो सप्ताह बीत जाते हैं। दो सप्ताह के बाद इस बीमारी के लक्षण दिखाई देने लगते हैं। शुरुआत में तो बुखार आता है, फिर तीन-चार दिन के बाद पूरे शरीर पर दाने उभर आते हैं। जब ये दाने पक जाते हैं तो फूट जाते हैं और पपड़ी बन जाते हैं।

इस रोग से पीड़ित व्यक्ति को अलग कमरे में रहना चाहिए और जितना अधिक हो सके, खुली हवा से बचकर उसे आराम करना चाहिए। उसके बरतन व कपड़ों को बिलकुल अलग रखना चाहिए, जिससे यह बीमारी दूसरों को न लगे। उचित देखभाल और सही समय पर टीका लगवाना ही इसका बढ़िया उपचार है।

अतिसार (Diarrhoea)

यह रोग वर्षा ऋतु में अधिक होता है और इसकी चपेट में अकसर छोटे बच्चे ही आते हैं। अधिकतर घरों में छोटे बच्चों को बोतलों के माध्यम से दूध पिलाया जाता है। कभी-कभी ऐसा होता है कि बोतल को अच्छी तरह साफ नहीं किया जाता, जिससे बोतल में लगे दूध में कीटाणु पैदा हो जाते हैं। जब बच्चे को उसी बोतल से दूध पिलाया जाता है तो ये कीटाणु उसके शरीर में प्रवेश कर जाते हैं। इसी कारण अतिसार बीमारी पैदा होती है।

अतिसार से पीड़ित व्यक्ति को दस्त के दौरान पतले हरे रंग का शौच आता है

और कभी-कभी शौच के साथ खून भी आने लगता है। ऐसे में, पीड़ित व्यक्ति को तुरंत चिकित्सक के पास ले जाना चाहिए। पीड़ित को तरल भोजन देना चाहिए, जिसे वह उसे आसानी से पचा सके।

काली खाँसी (Whooping Cough)

बीमारी अधिकांश रूप में उन बच्चों को होती है, जो छाती की कमजोरी से पीड़ित होते हैं। इस रोग का फैलने का कारण यह है कि जब बच्चे खिलौनों और थूक वाली जगह को चाटते हैं तो उनके शरीर में कीटाणु प्रवेश कर जाते हैं, जिससे उनमें यह रोग पैदा हो जाता है।

कीटाणुओं के शरीर में प्रवेश होने के दो सप्ताह बाद इस बीमारी की पहचान होती है। शुरुआत में पीड़ित को रुक-रुककर खाँसी आती है और कुछ दिनों बाद इसकी तीव्रता बढ़ जाती है। नाक बहना और लगातार छींक आना इस बीमारी के मुख्य लक्षण हैं।

यदि हो सके तो पीड़ित को अन्य स्वस्थ सदस्यों से दूर ही रहना चाहिए, जिससे उनमें यह रोग न फैले। पीड़ित को केवल तरल भोजन ही देना चाहिए, जो आसानी से पच सके।

सबसे बड़ी बात यह है कि इस बीमारी की पहचान होते ही पीड़ित को चिकित्सक के पास ले जाना चाहिए और उसे काली खाँसी का टीका लगवाना चाहिए।

मलेरिया (Maleria)

मलेरिया एक संक्रामक बीमारी है। इसे बड़ी खतरनाक और भयानक बीमारी माना जाता है। यह बीमारी एनाफ्लीज मच्छर के काटने से होती है। जब यह मच्छर किसी व्यक्ति को काटता है तो उसके कीटाणु व्यक्ति के रक्त में प्रवेश कर जाते हैं। कुछ समय बाद व्यक्ति को बुखार आने लगता है। उसे ठंड लगने लगती है, जिससे बुखार और भी तेज हो जाता है।

मलेरिया एक ऐसी बीमारी है, जो व्यक्ति को रुक-रुककर परेशान करती है। इस बीमारी में बुखार कभी दो दिन बाद तो कभी पाँच दिन बाद आता है। इससे ऐसा लगता है, जैसे बुखार चला गया, लेकिन ऐसा बिलकुल नहीं होता है। इस बीमारी में पीड़ित व्यक्ति को अधिकाधिक आराम करना चाहिए, क्योंकि वह बहुत कमजोर हो जाता है। उसे मच्छर से दूर रखने के लिए मच्छरदानी लगाकर ही सुलाना चाहिए, जिससे वह और गंभीर स्थिति में पहुँचने से बचा रहे।

मलेरिया मच्छर के काटने से होता है। इस बीमारी से बचने के लिए व्यक्ति को चाहिए कि वह अपने आस-पास गंदगी न पैदा होने दे, क्योंकि मच्छर गंदे स्थानों पर ही पैदा होते हैं। व्यक्ति को चाहिए कि वह अपने आस-पास के गंदे पानी के गड्ढों को खत्म कर दें, क्योंकि ऐसी जगहों पर ही मच्छर अपने अंडे देते हैं।

कंठरोहिणी (Diphtheria)

यह एक संक्रामक बीमारी है; जो 5 वर्ष तक के बच्चों को अपनी चपेट में लेती है। यह बीमारी प्रायः शीत ऋतु में फैलती है। इस बीमारी का मुख्य कारण डिफ्थीरिया के कीटाणु हैं। जब व्यक्ति थूकता, खाँसता या श्वास लेता है, तब ये कीटाणु व्यक्ति के शरीर में प्रवेश कर जाते हैं। ये कीटाणु व्यक्ति के गले में इकट्ठे हो जाते हैं। इन कीटाणुओं से ऐसा विष पैदा होता है, जो व्यक्ति के हृदय को हानि पहुँचाता है। फिर जब यह विष सारे शरीर में फैल जाता है, तब इस बीमारी के लक्षण प्रकट होते हैं।

जो व्यक्ति इस बीमारी से पीड़ित होता है, उसे कमजोरी महसूस होती है, उसे चलने-फिरने में परेशानी होती है, वह कुछ खाता-पीता भी नहीं, जिससे वह कमजोर होता चला जाता है। इस बीमारी के कारण उसके गले में एक झिल्ली सी बन जाती है, जिससे उसे साँस लेने में बहुत परेशानी होती है। अंततः यह झिल्ली इतनी फैल जाती है कि वह श्वास नहीं ले पाता, जिससे उसकी मृत्यु हो जाती है।

डिफ्थीरिया से पीड़ित को ज़ितना जल्दी हो सके, उसे डॉक्टर के पास ले जाना चाहिए, जिससे उसकी बीमारी का उचित समय पर उचित उपचार हो सके और उसका जीवन बचाया जा सके।

निमोनिया (Pneumonia)

यह न्यूमोकोककस (Pneumonia) नामक कीटाणुओं द्वारा फैलनेवाली एक संक्रामक बीमारी है। ये कीटाणु वायु में तैरते रहते हैं और जब व्यक्ति श्वास लेता है तो उस समय ये कीटाणु उसके शरीर में प्रवेश कर जाते हैं, जिससे निमोनिया (Pneumonia) बीमारी उसे अपनी चपेट में ले लेती है।

यह बीमारी इतनी भयानक होती है कि इससे पीड़ित व्यक्ति को 104^0 तक बुखार आता है। पीड़ित को श्वास लेने में बड़ी परेशानी होती है और उसे खाँसी के साथ-साथ बलगम भी आने लगता है। कभी-कभी ऐसा भी होता है कि बलगम के साथ खून आने लगता है।

इस बीमारी से बचने का उपाय है कि जैसे ही इस बीमारी के लक्षण उभर आएँ, तुरंत पीड़ित चिकित्सक के पास जाए और समय के अनुकूल कपड़े पहने। जब तक बीमारी रहे, पीड़ित साफ-सुथरे एवं हवादार कमरे में रहे। अपने भोजन में वह हरी सब्जियों का सेवन करे। तरल भोजन उसके स्वास्थ्य के लिए उचित रहेगा, क्योंकि इससे वह भोजन को आसानी से पचा सकेगा।

कनसुआ (Mumps)

यह छुआछूत की बीमारी है, जो एक-दूसरे को छूने या संपर्क में आने से होती है। यह बीमारी प्राय: बच्चों में अधिक होती है। इस बीमारी के कीटाणु कान के हिस्से को प्रभावित करते हैं, जिससे जीभ में सूजन आ जाती है। जीभ में सूजन आने के कारण पीड़ित को भोजन करने में परेशानी होती है। इससे पीड़ित पर्याप्त मात्रा में भोजन नहीं कर पाता और वह कमजोर होता चला जाता है। कमजोरी की अवस्था में उसे न चलना-फिरना अच्छा लगता है और न ही किसी के साथ बातचीत करना।

पीड़ित की उचित समय पर चिकित्सा करानी चाहिए और उसे तरल भोजन ही देना चाहिए, जिससे वह कमजोरी से बचा रहे। उसे अन्य स्वस्थ सदस्यों से भी दूर रखना चाहिए, जिससे वे इस बीमारी से बचे रहें।

कोढ़ (Leprosy)

यह एक भयानक संक्रामक बीमारी है। जो प्रदेश अधिक गरम होते हैं और जहाँ वर्षा भी अधिक होती है, वहाँ यह खतरनाक बीमारी फैलती है। इस रोग के फैलने का मुख्य कारण बेसिलस लेप्रा नामक कीटाणु हैं। जब ये कीटाणु व्यक्ति के शरीर में प्रवेश कर जाते हैं, तब कोढ़ की बीमारी व्यक्ति को अपनी चपेट में ले लेती है।

कोढ़ दो प्रकार का होता है—चर्म रोग और नाड़ी संबंधी रोग। चर्म रोग में व्यक्ति को बुखार के कारण बहुत सर्दी लगती है और उसके शरीर में दर्द रहने लगता है, फिर धीरे-धीरे उसके शरीर पर दाने निकलने लगते हैं। इसके बाद हाथ-पैर की उँगलियाँ गलकर गिरने लगती हैं, जबकि नाड़ी संबंधी रोग में इसका प्रभाव चेतना तंतुओं पर पड़ता है, जिस कारण त्वचा झुर्रियाँ युक्त हो जाती है।

कोढ़ से पीड़ित को चिकित्सक से सही समय पर इलाज कराना चाहिए। पीड़ित का शरीर साफ-सुथरा रखना चाहिए।

खाज (Scabies)

यह एक गंभीर संक्रामक त्वचा से संबंधित बीमारी है। यह बीमारी एकेरस स्कैबीज (Acarus Scabies) नामक कीटाणुओं के कारण पैदा होती है। ये कीटाणु व्यक्ति के हाथ-पैर या बगल अथवा अन्य हिस्सों में तब पैदा होते हैं, जब वह अस्वच्छ वस्तुओं के संपर्क में आता है। इन कीटाणुओं के कारण खाज पैदा हो जाती है और स्थिति तब बहुत गंभीर हो जाती है, जब वह लगातार खुजाने के कारण स्वयं ही गहरे घाव कर लेता है।

इस बीमारी की चिकित्सा व्यक्ति स्वयं ही घर पर भी कर सकता है। पहले पीड़ित गंधक की मलहम की अच्छी तरह मालिश करे और फिर 3-4 घंटे बाद उसे कार्बोलिक साबुन से नहाना चाहिए। वह नीम की साबुन या नीम के पत्तों को पानी में उबालकर उससे भी नहा सकता है। ऐसा करने से कीटाणु नष्ट हो जाएँगे और उसे बहुत आराम मिलेगा।

प्लेग (Plague)

प्लेग को महामारी भी कहा जाता है। यह एक भयानक संक्रामक बीमारी है। सन् 1920-50 के मध्य भारत में इस बीमारी के कारण लाखों लोगों की मृत्यु हो गई थी। यह बीमारी मुख्यत: चूहों के कारण फैलती है। जब चूहों को पिस्सू काटते हैं तो उस समय बेसिलस पेसटिस (Bacillus Pestis) नामक कीटाणु चूहों में प्रविष्ट कर जाते हैं। धीरे-धीरे इन कीटाणुओं की संख्या बढ़ती चली जाती है और कुछ समय बाद इनके कारण चूहों की मृत्यु हो जाती है। फिर पिस्सू रक्त चूसने के लिए चूहों से हटकर मनुष्य पर चिपक जाते हैं और जब ये उनका खून चूसते हैं, तब बेसिलस कीटाणु उनके शरीर में प्रवेश कर जाते हैं। इससे वे प्लेग बीमारी की चपेट में आ जाते हैं और कुछ समय बाद ही उनकी मृत्यु हो जाती है।

प्लेग से पीड़ित व्यक्ति को जल्दी-से-जल्दी उचित उपचार के लिए चिकित्सक के पास ले जाना चाहिए। चिकित्सक की सलाह के अनुसार पीड़ित को चीजों को इस्तेमाल करना चाहिए।

दाद (Wringworm)

दाद त्वचा से संबंधित बीमारी है। यह बीमारी टिनीया (Tinea)नामक फफूँदी(Fungus)के कारण होती है। जब व्यक्ति इसके संपर्क में आता है तो इसके कीटाणु व्यक्ति के शरीर में प्रविष्ट कर जाते हैं, जिस कारण दाद नामक बीमारी पैदा हो जाती है। दाद के कारण व्यक्ति के शरीर पर गोल-गोल चकत्ते पड़

जाते हैं, जिनमें लगातार खुजली पैदा हो जाती है।

इस बीमारी से पीड़ित व्यक्ति को तुरंत चिकित्सक के पास लाना चाहिए और उसकी सलाहानुसार दवाइयों का इस्तेमाल करना चाहिए। उसे उस स्थान पर साबुन नहीं लगानी चाहिए, जहाँ दाद हो। इस तरह वह थोड़े ही समय में इस बीमारी से छुटकारा पा सकता है।

इस तरह पता चलता है कि असावधानी व अस्वस्थता के कारण व्यक्ति को कौन-कौन गंभीर बीमारियाँ अपनी चपेट में ले सकती हैं। इसके कारण व्यक्ति की जान भी जा सकती है। अतः व्यक्ति को स्वास्थ्य शिक्षा का ज्ञान होना बहुत आवश्यक है, जिससे वह अपने जीवन को गंभीर बीमारियों से दूर रखते हुए सुखद बना सके।

□

मादक पदार्थों का स्वास्थ्य पर दुष्प्रभाव

"शारीरिक स्वास्थ्य शिक्षा का उद्देश्य है कि वह व्यक्ति के अनुभवों को इस सीमा तक प्रभावित करे, कि वह समाज में सही प्रकार से रह सके, अपनी आवश्यकताओं को पूरा करते हुए उन्नति कर सके और इसके लिए पूर्ण योग्यता प्राप्त कर सके।"

—जे.आर. शर्मन

मनुष्य के सामने किसी भी पदार्थ का सेवन करने के लिए दो कारण होते हैं पहला, या तो उसे उस पदार्थ की आदत होती है और वह पदार्थ उसे मिल जाए तो ठीक है, न मिले तो भी ठीक है तथा दूसरा, उसे उस पदार्थ की लत पड़ चुकी होती है और उसे उस पदार्थ के अभाव में जीवन व्यर्थ लगता है।

दूसरी वाली स्थिति बड़ी खतरनाक होती है। गलत पदार्थों की लत के कारण व्यक्ति का सुखद जीवन अंधकारमय हो जाता है। उसके जीवन में शांति नाममात्र के लिए भी नहीं होती और बस, जीवन कोलाहल से भरा होता है। अच्छे लोगों की संगति से वह दूर रहता है और हमेशा ऐसे लोगों के साथ की तलाश में रहता है, जो उसी के समान लती या नशेड़ी होते हैं। ऐसे लोगों का जीवन उस नरक के समान होता है, जिसका उल्लेख पौराणिक किताबों में देखने में आता है।

गलत पदार्थों से तात्पर्य उन वस्तुओं से है, जो व्यक्ति के स्वास्थ्य के लिए हानिकारक होती हैं। इन वस्तुओं को नशेदार पदार्थों के रूप में संबोधित किया जाता है। कोई भी, नशेवाली वस्तु का सेवन तब करता है, जब वह स्वास्थ्य शिक्षा से अनभिज्ञ होता है। एक समय ऐसी स्थिति आती है कि वह अपने जीवन और मृत्यु के बीच जूझ रहा होता है और उसका शरीर एक कंकाल या ढाँचा मात्र रह जाता है।

वह समाज के बीच अपने मजाक का शिकार तो बनता ही है, साथ ही लोगों की उलटी-सीधी बातें भी सुनता है। वाकई, यह स्थिति बड़ी भयावह होती है।

वर्तमान में स्थिति बड़ी भयावह है। स्वास्थ्य शिक्षा के अभाव में लोग विशेषकर युवा नशीले पदार्थों का सेवन कर अपना बहुमूल्य जीवन बरबाद कर रहे हैं। सिगरेट, तंबाकू और शराब का सेवन कर वे अपने ही पैरों पर कुल्हाड़ी मारने जैसा कृत्य कर रहे हैं। हालाँकि ऐसा नहीं है कि ये लोग नशीले पदार्थों के होनेवाले दुष्प्रभावों से अज्ञात हैं, लेकिन उचित मार्गदर्शन और स्वास्थ्य शिक्षा के पूर्ण ज्ञान से वंचित हैं। इसी कारण अपने जीवन का दीपक बुझाकर स्वयं ही अपने जीवन में अंधकार कर रहे हैं।

हाँ, नशीले पदार्थों का सेवन करनेवाले लोग ये तो जानते हैं कि जिस पदार्थ का वे सेवन कर रहे हैं, वह हानिकारक है, लेकिन वे यह नहीं जानते कि यह पदार्थ उनको क्या, कैसी और कितनी हानि पहुँचा सकता है। अत: आवश्यकता है तो केवल स्वास्थ्य शिक्षा के उस ज्ञान की, जो उन्हें गलत या हानिकारक पदार्थों के सेवन से रोक सकता है।

आज विश्व में दो प्रकार के ऐसे नशीले पदार्थों का सेवन लगातार बढ़ता जा रहा है, जिन पर रोकथाम के लिए सरकार द्वारा विभिन्न उपाय किए गए, मगर वह कामयाब न हुई। ये पदार्थ हैं—सिगरेट और शराब। इसी श्रेणी में तंबाकू भी शामिल है। इन नशीले पदार्थों का वर्णन इस प्रकार है—

सिगरेट का स्वास्थ्य पर प्रभाव

सिगरेट—यह वह नशीला पदार्थ है, जो अपने मुँह से निकलनेवाले धुएँ के साथ ही व्यक्ति के जीवन के कुछ सुखद पलों को भी अपने साथ ले उड़ता है। आज के समय में जब व्यक्ति दिन दूनी और रात चौगुनी तरक्की कर रहा है तो वह सिगरेट पीना अपना प्राथमिक कर्तव्य समझता है। फैशनपरस्ती की इस दुनिया में लोग सिगरेट पीना भी एक फैशन ही समझते हैं। आज सिगरेट पीना लोगों की आदत ही नहीं, बल्कि लत बन गई है। यह कथन सत्य है कि किसी भी वस्तु की लत लगना आसान है, लेकिन उसका छूटना या दूर होना बहुत ही मुश्किल है।

यह बात बड़ी विचित्र है कि सिगरेट कितनी भी महँगी क्यों न हो, लोग उसका सेवन अवश्य करते हैं। वे यह नहीं समझते कि यह कितनी भी बड़ी कंपनी या अच्छी कंपनी की क्यों न हो, लेकिन इसका स्वास्थ्य पर प्रभाव कभी भी अच्छा नहीं होता। इसके सेवन से मस्तिष्क पर बहुत बुरा असर पड़ता है, शक्ति में कमी

आती है और जीवन का संतुलन बुरी तरह बिगड़ जाता है।

शिक्षित और अशिक्षित सभी लोग यह बात भली-भाँति जानते हैं कि दिल शरीर का सबसे महत्त्वपूर्ण अंग है। फिर भी ऐसा लगता है कि शायद सिगरेट पीनेवाले लोग इस बात से अनजान हैं। जो लोग सिगरेट पीते हैं, उनके दिल की धड़कन बढ़ जाती है। यही नहीं, सिगरेट में जो निकोटिन (Nicotine) पदार्थ होता है, उसके कारण रक्त कणिकाएँ सिकुड़ जाती हैं, जिससे नाड़ियों में विभिन्न प्रकार के दोष पैदा हो जाते हैं। यही कारण होता है कि दिल अपना कार्य सुचारु रूप से नहीं कर पाता, जिससे मृत्यु का खतरा अधिक बढ़ जाता है।

कुछ लोग चिंता और थकान के कारण भी सिगरेट पीना शुरू कर देते हैं। उन्हें लगता है कि सिगरेट पीने से उनकी चिंता या थकान दूर हो जाएगी, लेकिन उनका ऐसा सोचना गलत है। थोड़ी देर के आराम के लिए व्यक्ति अपना कितना बड़ा अहित कर लेता है, इस बात से वह अनभिज्ञ रहता है। सिगरेट पीने से नाड़ी तंत्र गड़बड़ा जाता है तथा इसका परिणाम यह होता है कि व्यक्ति को सही ढंग से नींद नहीं आती और न ही वह समय पर उठता है। यही नहीं, इसके कारण व्यक्ति की इच्छाशक्ति में भी कमी आती है। इस तरह पता चलता है कि सिगरेट पीने के कारण व्यक्ति को कई गंभीर बीमारियों का सामना करना पड़ता है, जिससे उसका जीवन खतरे में पड़ जाता है।

विश्व में ऐसे मरनेवाले लोगों की संख्या दिन-प्रतिदिन बढ़ती जा रही है, जो सिगरेट पीते थे। अत: कम-से-कम इसी तथ्य से लोगों को यह सबक लेना चाहिए कि वे सिगरेट न पीएँ और न किसी दूसरे को पीने दें।

शराब का स्वास्थ्य पर प्रभाव

वर्तमान में शराब पीनेवाले लोगों की संख्या में बड़ी तेजी से वृद्धि हो रही है। कोई विदेशी शराब पीना पसंद करता है तो कोई देशी शराब। शराब के बारे में कुछ विद्वानों का मानना है कि यदि शराब का सेवन सीमित मात्रा में किया जाए तो वह शरीर के लिए लाभकारी होती है, लेकिन यदि असीमित मात्रा में इसका सेवन किया जाए तो शरीर के लिए इसके भयंकर दुष्परिणाम हो सकते हैं।

यदि शराब (एल्कोहल) की 10 प्रतिशत मात्रा भी पेट में चली जाए तो यह पाचन तंत्र के लिए बड़ी हानिकारक होगी। इस कारण पाचन क्रिया बंद हो जाएगी। एल्कोहल की अधिक मात्रा के कारण भूख का लगना बंद हो जाता है और पेट के अंदर जो कोमल झिल्ली होती है, वह सड़कर खत्म हो जाती है। जबकि कम मात्रा के सेवन से पेट के लार की नाड़ियाँ फूल जाती हैं, जिस कारण व्यक्ति की भूख बढ़ जाती है।

ऐसा माना जाता है कि जो लोग अधिक मात्रा में शराब का सेवन करते हैं, उनकी सहनशक्ति धीरे-धीरे समाप्त हो जाती है। इसके अतिरिक्त स्मरणशक्ति भी कम हो जाती है। शरीर में दौड़ने-भागने की शक्ति नहीं रहती और व्यक्ति की बेहोशी जैसी स्थिति हो जाती है। इसके कारण लीवर भी खराब हो जाता है, जो व्यक्ति के लिए किसी खतरे की घंटी से कम नहीं होता। ऐसी स्थिति में व्यक्ति की जान जाने की संभावना अधिक बढ़ जाती है। शराब के कारण व्यक्ति के शरीर पर बहुत बुरा प्रभाव पड़ता है। इसे निम्न बिंदुओं के माध्यम से प्रकट किया जा सकता है—

- अत्यधिक शराब के सेवन के कारण मस्तिष्क कमजोर हो जाता है।
- शराब पीने से लगातार कई उलटियाँ होती हैं, जिससे शरीर में कमजोरी आ जाती है।
- पेट में शराब की मात्रा अधिक हो जाने के कारण भूख लगना बंद हो जाता है।
- शराब पीने से मुँह से बदबू आनी शुरू हो जाती है और लोग उसके पास उठने-बैठने से कतराने लगते हैं।
- शराब के कारण वे नाड़ियाँ समाप्त हो जाती हैं, जो कि पित्त बनाने में सहायक होती हैं।
- शराब पीने से शरीर की नसें कमजोर हो जाती हैं, जिससे वे उचित ढंग से कार्य करना बंद कर देती हैं।

इस तरह पता चलता है कि शराब हमारे स्वास्थ्य के लिए हर प्रकार से हानिकारक हो जाती है। किसी भी व्यक्ति को अल्प मात्रा में भी इसका सेवन नहीं करना चाहिए, क्योंकि बाद में धीरे-धीरे उसे इसकी लत पड़ जाती है और फिर वह अल्पमात्रा के बजाय अत्यधिक मात्रा में इसका सेवन करने लगता है। अत्यधिक मात्रा में शराब का सेवन करने से शरीर के अंग सही ढंग से कार्य करना बंद कर देते हैं और फिर एक दिन ऐसा आता है, जब व्यक्ति मृत्यु का शिकार बन जाता है।

तंबाकू का स्वास्थ्य पर प्रभाव

एक सर्वेक्षण में यह बात सामने आई है कि तंबाकू खानेवाले लोगों को एक वक्त का खाना (भोजन) मिले या न मिले, लेकिन तंबाकू अवश्य चाहिए। तंबाकू का सेवन करनेवाले शायद यह नहीं जानते कि जिस पदार्थ का सेवन कर रहे हैं, वह बहुत जहरीला, जो रुक-रुककर व्यक्ति की जान ले लेगा। सरकार ने तंबाकू

के सेवन पर विभिन्न प्रकार की पाबंदियाँ लगाई कि लोग इसे खाना बंद कर दें, लेकिन लोग कहाँ माननेवाले हैं। वे तो अभी अपनी जान की परवाह किए बगैर इस खतरनाक जहरीले पदार्थ का सेवन कर रहे हैं।

तंबाकू खानेवाले लोगों के मुँह से हमेशा बदबू आती है। उसके लिए सबसे गंभीर बात यह है कि मुँह और गले के कैंसर की बीमारी जकड़ लेती है। उनके गले में खारिश आ जाती है और उनकी आवाज में भी भारीपन आ जाता है। यह तथ्य बड़ी ही चिंतित स्थिति पैदा करनेवाला है कि तंबाकू के सेवन से प्रतिवर्ष लाखों लोगों की मृत्यु हो रही है।

इस तरह पता चलता है कि नशीले पदार्थों का सेवन बहुत अधिक हानिकारक ही नहीं, बल्कि जानलेवा है। यह सब किस कारण? केवल स्वास्थ्य शिक्षा के अल्प ज्ञान के कारण ही ऐसी स्थिति पैदा होती है। यदि लोगों को स्वास्थ्य शिक्षा का उचित व भली प्रकार ज्ञान हो तो व्यक्ति नशीले पदार्थों के सेवन से बचते हुए अपने शरीर को स्वस्थ रख सकता है और सुखद जीवन व्यतीत कर सकता है।

□

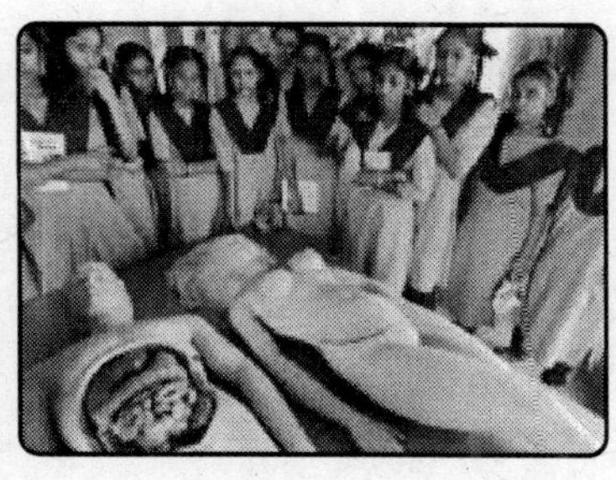

स्कूल-कॉलेजों में यौन शिक्षा

''शारीरिक स्वास्थ्य शिक्षा केवल शरीर और आत्मा को ही नहीं, मनुष्य के संपूर्ण अस्तित्व को प्रशिक्षण प्रदान करती है।''

—शिक्षाशास्त्री मॉन्टेग्यू

आज के तेजी से बदलते परिदृश्य में यौन शिक्षा ज्ञान होना अत्यंत आवश्यक हो गया है। यौन शिक्षा के आधार पर व्यक्ति को सही दिशा में व्यक्त्वि का निर्माण करने में सहायता मिलती है। पर यहाँ दुर्भाग्य की बात यह है कि हमारे समाज में यौन शब्द का अर्थ गलत या गंदे विषय पर बातें करना है। यौन विषय पर बातें करने से लोग कतराते हैं। यहाँ तक कि कुछ लोग तो घिनौना विषय करार देते हैं।

अधिकांश लोगों का मानना है कि शुरुआती चरण में ही यदि बच्चे को यौन शिक्षा से परिचित कराया जाए तो इससे उसके कोमल मस्तिष्क पर बुरा प्रभाव पड़ता है और उसके मनोमस्तिष्क में गलत तरह की अवधारणाएँ पैदा हो जाती हैं। नहीं, ऐसा नहीं है। इस बारे में बहुत सारे संशोधन किए गए हैं और उनमें पता चला है कि बच्चे को आरंभिक चरण में ही यौन शिक्षा का ज्ञान दिया जाए तो यह उसके स्वास्थ्य के लिए अत्यंत लाभकारी सिद्ध होती है। इससे बच्चे में स्वास्थ्यवर्धक आदतों का निर्माण होता है।

हैगस ऐंड हैगस के अनुसार, ''यौन शिक्षा वह शिक्षा है, जो लड़के-लड़कियों का विकास इस तरह करती है, जिससे वे अपने जीवन को सामान्य तरीके से व्यतीत कर सकें और यौन शिक्षा द्वारा लड़का या लड़की अपने व्यक्तित्व को सुडौल बना सके। इस प्रकार यौन शिक्षा का अर्थ व्यक्ति के व्यक्तिगत तथा सामाजिक जीवन का अध्ययन करना है।''

वर्तमान समय में यह अत्यंत आवश्यक है कि छात्रों या बच्चों को यह बताया जाए कि यौन शिक्षा अन्य विषयों की भाँति एक जरूरी विषय है। जिन्हें यौन शिक्षा का ज्ञान नहीं होता, उनके मन में यौन संबंधों के बारे में भय बना रहता है और इसी भय के कारण वे मानसिक अस्वस्थता का शिकार हो जाते हैं। अत: शारीरिक और मानसिक विकास के लिए यौन शिक्षा का ज्ञान होना अत्यंतावश्यक है।

यौन शिक्षा की सही जानकारी व्यक्ति के व्यवहार में सकारात्मकता लाती है और वह अपने जीवन में सामंजस्यता स्थापित करने में भी सफल होता है। इस शिक्षा के माध्यम से बच्चों के जीवन में यौन संबंधों को लेकर होनेवाली कठिनाई को दूर किया जा सकता है। यदि नवयुवकों को यौन शिक्षा का ज्ञान न हो तो उनमें यौन संबंधों को लेकर गलत विचार पैदा होते हैं, जिससे उनके जीवन में अनेक कठिनाइयाँ पैदा हो जाती हैं।

बच्चों को विपरीत लिंग के संबंधों के बारे में सही और पूरी जानकारी देनी चाहिए। विशेषकर महिला वर्ग को इसकी जानकारी देना बहुत आवश्यक है। ऐसा माना जाता है कि महिलाएँ मानसिक तौर पर अधिक मजबूत नहीं होतीं, यदि उन्हें यौन शिक्षा की उचित जानकारी न दी जाए तो उनके व्यवहार में रूखापन रहता है।

यौन शिक्षा यदि बच्चों को आरंभ से ही, यानी बचपन से ही दी जाए तो ठीक रहता है। बचपन में यौन शिक्षा की शुरुआत छोटी-छोटी बातों से करनी चाहिए। जब बच्चे युवावस्था में पहुँचें तो उन्हें यौन शिक्षा की जानकारी उनमें होनेवाले परिवर्तनों के आधार पर दी जानी चाहिए। फिर जब वे कॉलेज में पहुँचें तो उन्हें यौन शिक्षा की जानकारी यौन संबंधों की उपयोगिता को आधार बनाकर दी जानी चाहिए।

जब बच्चों को बाल्यावस्था में यौन शिक्षा दी जाए तो उस समय प्राकृतिक शिक्षा को यौन शिक्षा का माध्यम बनाना चाहिए। प्राकृतिक शिक्षा यौन शिक्षा का एक बेहतरीन माध्यम हो सकता है। पत्तियाँ कैसी आती हैं, फूल कैसे आते हैं और फलों की उत्पत्ति किस प्रकार होती है आदि, ये सब प्राकृतिक शिक्षा के अंतर्गत आते हैं।

जब बच्चा किशोरावस्था में पहुँचता है तो यह अवस्था यौन शिक्षा के अनुसार बहुत महत्त्वपूर्ण अवस्था होती है। इस समय या इस अवस्था में उसको यदि यौन शिक्षा की उचित जानकारी न दी जाए तो वह गलत प्रवृत्तियों में अपना मूल्यवान् जीवन नष्ट कर सकता है।

जब छात्र जीवविज्ञान विषय का अध्ययन कर रहे हों तो उस समय उन्हें विभिन्न उदाहरणों के माध्यम से यौन शिक्षा की जानकारी दी जा सकती है। जैसे

खरगोश, हिरन आदि में प्रजनन प्रवृत्ति को माध्यम बनाकर यौन शिक्षा के महत्त्व से परिचित कराया जा सकता है।

बच्चों को स्वास्थ्य का महत्त्व बताते हुए ही यौन शिक्षा दी जानी चाहिए। इससे छात्रों के मनोमस्तिष्क पर सकारात्मक प्रभाव पड़ेगा और वे अपने स्वास्थ्य को लेकर और अधिक जागरूक होंगे। इसके अलावा सामाजिक ज्ञान द्वारा भी यौन शिक्षा दी जा सकती है। इसमें पारिवारिक संबंधों और बढ़ती जनसंख्या जैसे उदाहरणों को माध्यम बनाया जा सकता है।

यौन शिक्षा की उचित जानकारी देने के लिए एक कुशल अध्यापक होना चाहिए। जब वह बच्चों को यौन शिक्षा की जानकारी दे तो उसके समझाने का तरीका प्रभावपूर्ण एवं सरल हो, ताकि बच्चों को उसकी बताई हुई बात आसानी से समझ में आ सके।

यौन शिक्षा के बारे में टकर का कहना है कि एक पिता हमेशा यह कहते हैं कि यौन शिक्षा के बारे में जानकारी देना माता की जिम्मेदारी है, जबकि माता का कहना है कि यौन शिक्षा की जानकारी देना पिता की जिम्मेदारी है। इस तरह माता-पिता दोनों ही अपने कर्तव्य से दूर भागने की कोशिश करते रहते हैं। ऐसा नहीं होना चाहिए। यौन शिक्षा बच्चों को सभी के सहयोग से दी जानी चाहिए। यदि बच्चों को सभ्य बनाना है तो यौन शिक्षा से संबंधित क्रार्यक्रम स्कूल एवं कॉलेजों में समय-समय पर आयोजित किए जाने चाहिए।

यौन शिक्षा के महत्त्व को देखते हुए वर्तमान में कई माध्यमों को आधार बनाकर इसकी शिक्षा दी जा रही है। यौन शिक्षा के बारे में सभी आयु के लोगों को जागरूक करने के लिए नुक्कड़ नाटकों का भी आयोजन किया जा रहा है। आज समय को देखते हुए यौन शिक्षा को विद्यालय के पाठ्यक्रम में एक विषय के रूप में शामिल किया जाना चाहिए, ताकि छात्रों को अपने शैक्षिक जीवन में ही यौन संबंधी विभिन्न भ्रांतियों और बीमारियों की उचित जानकारी मिल सके। इसके लिए आवश्यक है कि लड़कों एवं लड़कियों को अपना यौवनकाल आरंभ होने पर शरीर में होनेवाले मुख्य परिवर्तनों की जानकारी हो, जो यहाँ विस्तृत विवरण के साथ दिए गए हैं—

लड़कों के यौवनारंभ में होनेवाले प्रमुख परिवर्तन

- वृषण एवं अंडकोश का विकसित होना।
- जनन अंगों में रोग निकल आना।

- यदा-कदा स्वप्नदोष होना।
- हाथ-पैर एवं जनन अंगों में भारीपन (वृद्धि)होना।
- आवाज में परिवर्तन महसूस होना।
- काँख एवं शरीर के विभिन्न अंगों पर बालों का उगना।
- तैल एवं स्वेद ग्रंथियों का अधिक सक्रिय होना।
- चेहरे पर दाढ़ी-मूँछों का प्रकट होना आदि।

लड़कियों के यौवनारंभ में होनेवाले प्रमुख परिवर्तन

- स्तनों का विकसित होना।
- पेल्विक बोन (कूल्हों)का भरपूर विकास होना।
- मासिक धर्म का आरंभ होना।
- हाथ-पैर एवं जनन अंगों में तीव्र वृद्धि होना।
- काँख, जननांग एवं शरीर के अन्य अंगों पर बालों का उगना।
- तैल एवं स्वेद ग्रंथियों का सक्रिय हो जाना।
- गर्भाशय एवं प्रजनन अंगों का विकास होना आदि।

मासिक धर्म संबंधी विशेष जानकारी

युवावस्था की ओर बढ़ रही लड़कियों के स्तनों में वृद्धि और काँख एवं जननांगों में बालों के उगने से संकेत मिलने लगता है कि अब मासिक धर्म के आरंभ होने का समय निकट आ गया है। प्राय: 10 वर्ष की आयु से लेकर 16 वर्ष की आयु के दौरान मासिक धर्म आरंभ हो जाता है। यह महिलाओं के लिए एक सामान्य शारीरिक प्रक्रिया है। इस प्रक्रिया के आरंभ होने से ही उस किशोरी के युवा होने और माँ बन पाने में सक्षम होने का संकेत मिलता है।

मासिक धर्म की स्थिति में कुछ ही रक्त योनिद्वार से बाहर आता है। इस प्रक्रिया की अवधि प्राय: 3 से 7 दिन के बीच रहती है और प्रत्येक 28 से 30 वें दिन पुन: होती है। कभी इस प्रक्रिया की अवधि 21 से 35 दिन के बीच भी हो सकती है। आरंभ में एक या दो वर्ष की अवधि में मासिक धर्म में कुछ अनियमितता होती रहती है, लेकिन फिर धीरे-धीरे यह नियमित हो जाता है। मानसिक तनाव, बीमारी और भावावेग के बढ़ने जैसी स्थिति का मासिक धर्म पर विपरीत प्रभाव पड़ सकता है।

कभी-कभी दो मासिक धर्म की अवधि के बीच एक सफेद चिपचिपा सा द्रव भी योनिमार्ग से निष्कासित होने लगता है। यदि इस द्रव में अधिक गाढ़ापन हो,

दुर्गंध हो, इसके निकलने पर जलन अथवा खुजली होती हो तो अवश्य ही चिकित्सक से उपचार हेतु सलाह लेनी चाहिए।

ध्यान रहे कि मासिक धर्म का होना कोई शारीरिक दोष अथवा रोग का संकेत नहीं है। यह युवा हो रही लड़की के शारीरिक विकास की एक स्वस्थ एवं सामान्य प्रक्रिया है। मासिक धर्म होने की स्थिति में लड़की का स्वास्थ्य यदि ठीक है तो उसे अपने सभी दैनिक कार्य पूर्ववत् करते रहने चाहिए। ऐसी दशा में लड़की को विशेष रूप से शारीरिक स्वच्छता और अपने स्वास्थ्य का ध्यान भली प्रकार रखना चाहिए।

स्वप्नदोष संबंधी विशेष जानकारी

कभी-कभी रात्रि में सोते समय लिंग में तनाव आ जाता है और अनायास ही वीर्यपात हो जाता है। इस प्रक्रिया को स्वप्नदोष कहा जाता है। प्रायः लोग इसे बीमारी समझ लेते हैं और इसकी चर्चा एक रोग के रूप में ही करते हैं। वास्तविकता इसके एकदम विपरीत है। स्वप्नदोष होने का एक स्पष्ट और पहला संकेत है कि जो अभी तक किशोर था, अब युवावस्था की ओर कदम बढ़ाने लगा है एवं उसकी पौरुष ग्रंथि सक्रिय हो गई है।

जब शुक्र ग्रंथि अपना कार्य करने लगे और शुक्रकोश वीर्य नामक द्रव्य से परिपूर्ण हो जाए तथा वीर्य की मात्रा इतनी अधिक हो जाए कि शुक्रकोश में न समा सके, तब वीर्यपात की स्थिति आती है। इसके अतिरिक्त यदि रात्रि में सोने से पूर्व भोजन कुछ अधिक मात्रा में कर लिया हो, गरम दूध का सेवन किया हो अथवा कब्ज की शिकायत हो तो भी वीर्यपात हो जाता है। युवावस्था में मन विपरीतलिंगी की ओर प्रायः आकर्षित हो जाता है। यही आकर्षण रात्रि में शयन के समय विभिन्न प्रकार के स्वप्नों की दशा में फलीभूत होता है और स्वप्नदोष का कारण बन जाता है।

वास्तव में स्वप्नदोष एक स्वस्थ और स्वाभाविक प्रक्रिया है। यह प्रक्रिया कभी-न-कभी प्रायः सभी के साथ होती है। युवाकाल में यह महीने में दो-तीन बार हो ही जाती है, लेकिन यदि यह प्रक्रिया प्रतिदिन होने लगे तो बीमारी का रूप ले सकती है। ऐसी दशा में अवश्य ही चिकित्सक को यथास्थिति की जानकारी देते हुए सलाह लेनी चाहिए।

यौन संक्रमित रोग

किशोर अवस्था में सभी लड़के-लड़कियों में बहुत से शारीरिक एवं मानसिक परिवर्तन होते रहते हैं। ये परिवर्तन मस्तिष्क में स्थित पीयूष ग्रंथि के हारमोंस की

क्रियाशीलता के कारण होते हैं। इन शारीरिक परिवर्तनों के साथ ही विपरीत लिंगी के प्रति आकर्षण में बढ़ोतरी हो जाती है और यौन संसर्गों की इच्छा में भी प्रबलता आ जाती है। अपने अभिभावकों एवं परिजनों के सामने किशोर-किशोरियाँ प्राय: अपनी यौन संबंधी जिज्ञासाएँ प्रकट करने में संकोच करते हैं। इसी कारण तरह-तरह की आशंकाएँ और उलझनें मन में उठती रहती हैं, जिनका समाधान पाने के लिए वे अपने समवयस्क साथियों से बातें करते हैं। ये साथी भी प्राय: अपरिपक्व मन और बुद्धि के होते हैं तथा इनमें सुझाव भी वास्तविकता से कोसों दूर और कपोल-कल्पित होते हैं, जिनका पालन करने से दु:खद स्थिति का ही सामना करना पड़ता है।

किशोर अवस्था में प्राय: लड़के-लड़कियाँ अज्ञानतावश यौन संक्रमित रोगों के शिकार हो जाते हैं। शर्म और संकोच के कारण वे इन रोगों का इलाज कराने से भी हिचकते हैं। इसी कारण इन यौन संक्रमित रोगों के बारे में जानना और समझना स्कूल एवं कॉलेजों के छात्र-छात्राओं के लिए अति आवश्यक है। ये 14 से 24 वर्ष की आयु के किशोर एवं युवा यदि यौन रोगों से जुड़ी भ्रांतियों एवं वास्तविक समस्याओं को जान लेंगे तो न केवल वे स्वयं इनसे बच सकेंगे, अपितु समाज के अन्य बहुत से लोगों का मार्गदर्शन भी कर पाएँगे।

यौन संक्रमित रोग उन्हें कहते हैं, जो श्लैष्मिक झिल्लियों, जननांगों और मलाशय के स्रावों द्वारा एक व्यक्ति से दूसरे व्यक्ति में फैल जाते हैं। यदि यौन संक्रमित रोगों का पता जल्दी लग जाए और उनका ढंग से उपचार हो जाए तो कोई गंभीर समस्या पैदा नहीं होगी। यदि इन रोगों का जल्दी पता न चले और उपचार भी ठीक से न हो पाए तो ये बीमारियाँ फैल सकती हैं तथा इनसे नपुंसकता व बाँझपन जैसी समस्याएँ भी उत्पन्न हो सकती हैं। इसके अलावा ये जानलेवा भी सिद्ध हो सकती हैं, लेकिन प्राय: यौन संक्रमित रोगों का उपचार उपलब्ध है।

यौन संक्रमित रोगों के कारण

- यौन संक्रमित रोगों के मुख्य कारण वायरस एवं बैक्टीरिया होते हैं।
- संक्रमित व्यक्ति के साथ सहवास करने से ये रोग एक-दूसरे में पहुँच जाते हैं।
- विषमलिंगीय मैथुन, समलैंगिक मैथुन और मुख मैथुन यौन संक्रमित रोगों के अन्य कारण हैं।
- एक व्यक्ति को एक समय में ही एक से अधिक यौन संक्रमित रोग हो सकते हैं।

- कंडोम का उपयोग यौन संक्रमित रोगों से बचाव करने में सहायक हो सकता है।

कुछ यौन संबंधी रोग

सूजाक (Gonorrhoea)
क्लैमाइडिया (Chlamydia)
आतशक (Syphilis)
उपदंश (Chancroid)
कक्ष्या (Herpes)
ट्राइकोमोनियासिस (Trichomoniasis)
कैंडीडियासिस (Candidiasis)
गुदा के पास मस्सा (Condloma)
हेपेटाइटिस बी (Hepatitis-B)

यौन संक्रमित रोगों के सामान्य लक्षण

• स्त्रियों में

√ योनिमार्ग से सफेद, चिपचिपा अथवा मैला एवं दुर्गंधयुक्त स्राव का आना।
√ नाभि एवं प्रजनन अंगों के मध्य दर्द की शिकायत बने रहना।
√ मासिक धर्म के दौरान अनियमित रूप से रक्त स्राव का होना।
√ सहवास के दौरान योनि के अंदरूनी हिस्से में दर्द की शिकायत बनना।

• पुरुषों में

√ शिश्न में सूजन के कारण पीड़ा होना।
√ शिश्न के अग्र भाग पर फुंसी अथवा छोटा या बड़ा घाव बनना।
√ शिश्न से कोई स्राव लगातार अथवा रुक-रुक कर होते रहना।

• स्त्री एवं पुरुषों में

√ प्रजनन अंगों या मुँह के पास घाव अथवा छाले होना।
√ पुरुषों को पेशाब करते समय जलन अथवा दर्द की अनुभूति होना।
√ बुखार, दर्द और कंपन—फ्लू के समान होना।

√ गले में सूजन का होना।

√ अंडकोशों, प्रजनन अंगों के आस-पास सूजन होना।

एच.आई.वी/एड्स

एचआईवी, यानी ह्यूमन इम्यूनों डेफिसिस्सी एक ऐसा खतरनाक वायरस है, जो एड्स नामक महामारी का है, जिस व्यक्ति में यह वायरस पाया जाता है, उसे एचआईवी पॉजीटिव कहा जाता है।

जिस व्यक्ति के रक्त में एचआईवी वायरस की पुष्टि हो जाती है, उसके शरीर की बीमारियों से लड़ने की क्षमता धीरे-धीरे कम हो जाती है। इस तरह रोग प्रतिरोधक क्षमता कम होने से व्यक्ति के शरीर पर अनेक बीमारियाँ और इन्फैक्शन पैदा करनेवाले वायरस धावा बोल देते हैं तथा फिर 5-7 साल बाद इनके लक्षण भी साफ-साफ दिखने लगते हैं, यही स्थिति एड्स (Acquired Immune Deficiency Syndrome)कहलाती है। इससे यह पता चलता है कि एड्स अपने आपमें कोई बीमारी नहीं है, बल्कि इसके कारण शरीर की बीमारियों से लड़ने की क्षमता कम हो जाती है और अनेक बीमारियाँ शरीर में अपना घर बना लेती हैं।

कोई एचआईवी से संक्रमित है या नहीं, इसके बारे में यून टेस्ट के माध्यम से पता लगाया जाता है। टेस्ट में मालूम हुए लक्षणों के आधार पर यह दावे के साथ नहीं कहा जा सकता कि एचआईवी है या नहीं। क्योंकि एचआईवी के ये लक्षण किसी दूसरी बीमारी के लक्षण भी हो सकते हैं। कई बार ऐसा होता है कि एचआईवी पॉजीटिव रहने के बाद भी कई साल तक कोई लक्षण सामने नहीं आता।

सरकार ने पूरे देश में एचआईवी टेस्ट व काउंसलिंग के लिए 5 हजार इंटिग्रेटेड काउंसलिंग ऐंड टेस्टिंग सेंटर बनाए हैं। इन सेंटरों पर सबसे पहले व्यक्ति की काउंसलिंग और फिर बाँह से खून लेकर जाँच की जाती है। यह जाँच मुफ्त में की जाती है। जिसकी रिपोर्ट भी आधे घंटे बाद ही मिल जाती है। सरकार ने सभी जिला अस्पतालों, मेडिकल कॉलेजों और कुछ कम्युनिटी हैल्थ सेंटरों पर भी यह सुविधा उपलब्ध कराई है। जाँच प्रक्रिया के दौरान व्यक्ति की पहचान को गुप्त रखा जाता है। पहले स्पॉट टेस्ट होता है और फिर एलाइजा टेस्ट किया जाता है। एलाइजा टेस्ट में पुष्टि होने के बाद व्यक्ति के एचआईवी पॉजीटिव होने की घोषणा कर दी जाती है।

जब व्यक्ति में एचआईवी की पुष्टि हो जाती है तो उसे इलाज के लिए एआरटी सेंटर भेज दिया जाता है। देश में एआरटी सेंटरों की संख्या लगभग 275 है। इन सेंटरों पर इलाज से पहले व्यक्ति का एक और खून टेस्ट किया जाता है,

जिसमें उसकी सीडी-4 सेल्स की संख्या का पता लगाया जाता है। जाँच में अगर इन सेल्सों की संख्या 250 से कम होती है, तो पीड़ित का इलाज तुरंत शुरू कर दिया जाता है और अगर संख्या 250 के पार है तो फिर डॉक्टर उसे कुछ दिन बाद आने की सलाह देते हैं।

देश की राजधानी दिल्ली में एम्स, एलएनजेपी, सफदरजंग और मौलाना आजाद मेडिकल जैसे अनेक बड़े सरकारी अस्पतालों में टेस्टिंग और ट्रीटमेंट सेंटर हैं। मौलाना आजाद के रूम नंबर 289 और एलएनजेपी में ओपीडी के रूम नंबर 32 में ट्रीटमेंट और टेस्टिंग सेंटर हैं।

ट्रीटमेंट सेंटर पर आईसीटीसी, यानी सरकारी टेस्टिंग रिपोर्ट के आधार पर ही एक्शन लिया जाता है। यदि कोई व्यक्ति अपनी एचआईवी टेस्ट रिपोर्ट लेकर ट्रीटमेंट सेंटर जाता है तो उसे फिर से आइसीटीसी पर टेस्ट कराने की सलाह दी जाती है। इसके अलावा यदि कोई प्राइवेट लैब में जाता है तो वहाँ केवल रैनबैक्सी और डॉक्टर लाल की रिपोर्ट को ही मान्यता दी जाती है।

ऐसे कई केस सामनें आए हैं, जिनमें एचआईवी संक्रमण की पुष्टि तभी होती है, जब इससे संक्रमित व्यक्ति अपना दो हफ्ते के बाद टेस्ट कराए। कभी-कभी ऐसा होता है कि इसकी पुष्टि होने में ही कई महीने लग जाते हैं। ऐसी स्थिति में यदि कोई ऐसा महसूस करता है कि वह एचआईवी के प्रति एक्सपोज हुआ है और इसी वजह से तुरंत टेस्ट कराता है तो टेस्ट का रिजल्ट निगेटिव भी हो सकता है।

परंतु ऐसी गलतफहमी में बिलकुल न रहें कि वह एचआईवी से इनफेक्टेड नहीं हो सकता है कि इसकी पुष्टि अब न होकर आगे के वक्त में हो।

अतः इस बात का जरूर ध्यान रखें कि एचआईवी को शरीर में पनपने में पाँच-छह महीने तक लग सकते हैं। ऐसे में इस अवधि के बाद ही टेस्ट कराएँ। अगर फिर भी टेस्ट निगेटिव पाया जाता है तो व्यक्ति को स्वयं को सुरक्षित समझना चाहिए।

एचआईवी एक लाइलाज बीमारी है। एक बार कोई व्यक्ति इसकी गिरफ्त में आ जाए तो वह इसकी गिरफ्त से नहीं छूट सकता। लेकिन फिर भी सुरक्षित व सावधानी भरे इलाज से एचआईवी पॉजीटिव होने से लेकर एड्स होने तक के गैप को लंबा किया जा सकता है। इसमें लगातार यही प्रयास किए जाते हैं कि व्यक्ति अधिक लंबे समय तक बीमारियों से सुरक्षित रहे। अब यह वक्त कितना लंबा किया जा सकता है, यह संक्रमित व्यक्ति पर निर्भर करता है। इलाज के रूप में एचआईवी पॉजीटिव को एंटी-रेट्रोवायरस ऐसे ड्रग्स हैं, जो पीड़ित को इलाज के

रूप में दिए जाते हैं। हालाँकि इनका असर कुछ समय तक ही होता है, लेकिन फिर भी ये व्यक्ति को कुछ आशा बँधाए रखते हैं।

एचआईवी के लक्षण

एचआईवी से संक्रमित व्यक्ति शुरुआती दौर में सामान्य दिखाई देता है, लेकिन बाद में धीरे-धीरे इसके लक्षण सामने आने लगते हैं। अगर कोई व्यक्ति अपने शरीर में इन लक्षणों को देखता है तो उसे तुरंत टेस्ट कराना चाहिए—

- बिना किसी कारण के लगातार डायरिया बना रहना।
- डिप्रेशन ,याद्‌दाश्त में कमी आदि।
- लगातार सूखी खाँसी रहना।
- बिना किसी कारण के लगातार एक महीने तक बुखार रहना।
- मुँह में सफेद छाले जैसे निशानों का होना।

इस प्रकार के लक्षण किसी साधारण बीमारी के भी हो सकते हैं।

कैसे क्रियाशील रहता है

एड्स का वायरस

- शरीर में प्रवेश करने के बाद यह वायरस व्हाइट ब्लड सेल्स, यानी श्वेत रक्त कणिकाओं को अपना शिकार बनाता है और फिर धीरे-धीरे उन्हें खत्म करता रहता है।
- यह वायरस शरीर की जीवित कोशिका में रहता है, यदि इसे शरीर से बाहर रख दिया जाए तो इसका प्रभाव खत्म हो जाता है, यानी शरीर से बाहर रहने पर इसके जीवित रहने या फैलने की कोई संभावना नहीं होती है।
- श्वेत रक्त कणिकाओं की समाप्ति के बाद शरीर की बीमारियों से लड़ने की क्षमता धीरे-धीरे कम हो जाती है, जिसके परिणामस्वरूप शरीर को आए दिन होनेवाले संक्रमणों से जूझना पड़ता है! एचआईवी वायरस की यही स्थिति 'एड्स' कहलाती है।
- एचआईवी वायरस दो रूपों में क्रियाशील रहता है—एचआईवी-1 और एचआईवी-2, एचआईवी-1 ने लगभग पूरी दुनिया को अपनी चपेट में ले लिया है। भारत में 75 प्रतिशत से अधिक केस इसी वायरस के हैं, जबकि अफ्रीका में एचइआईवी-2 के मामले सर्वाधिक हैं।

टेस्ट की आवश्यकता किसे

- अगर कोई व्यक्ति एचआईवी पॉजीटिव के संपर्क में आया है तो उसे टेस्ट की आवश्यकता है।
- अगर कोई महिला प्रेगनेंट है तो उसे टेस्ट की आवश्यकता है।
- अगर किसी व्यक्ति के पिछले 12 महीनों के दौरान एक से अधिक पार्टनर से यौन संबंध रहे हों तो उसे टेस्ट की आवश्यकता है।

जब कोई व्यक्ति जाँच के बाद एचआईवी पॉजीटिव पाया जाता है तो उसे लगता है कि उसका जीवन बरबाद हो गया, उसके जीवन में अब कुछ नहीं रहा और इस तरह की न जाने कितनी बातें उसके दिमाग में आती हैं, लेकिन ऐसा नहीं सोचना चाहिए, क्योंकि वह भी आम आदमी की तरह जीवन जी सकता है—

- सीमेन, ब्लड, प्लाज्मा या शरीर का कोई भी अंग डोनेट न करें।
- ड्रग्स और एल्कोहल का प्रयोग बंद कर दें।
- महिलाओं को डॉक्टर की सलाह के अनुसार थोड़े-थोड़े दिनों के अंतराल के बाद अपनी गाइनोकॉलोजिकल जाँच कराते रहनी चाहिए।
- अपने पार्टनर को इस संबंध में सबकुछ साफ-साफ बता दें।
- डॉक्टर से एचआईवी इन्फेक्शन से संबंधित अपना पूरा मेडिकल चेकअप कराएँ। टीवी और एसटीडी चेकअप भी कराएँ।

एड्स फैलने के कारण

संक्रमित खून का आदान-प्रदान करने से।

खून का सैंपल लेने या खून चढ़ाने में डिस्पोजल सिरिंज, यानी सिर्फ एक बार में प्रयोग आने वाली सूई न प्रयोग करने से।

एचआईवी पॉजीटिव पुरुष या महिला के साथ अनसेफ सेक्स यानी कंडोम का यूज न करने से, चाहे फिर होमोसेक्युअल हो।

एचआइवी पॉजीटिव महिला से पैदा हुए बच्चे में और फिर उस संक्रमित माँ के द्वारा दूध पिलाने से।

बॉरबर शॉप में संक्रमित व्यक्ति के शेव में इस्तेमाल हो चुके ब्लेड से।

एड्स न फैलने के कारण

एक-दूसरे के गले मिलने, हाथ मिलाने, एक ही बरतन में पानी पीने, खाँसने और छींकने से एड्स नहीं फैलता।

टैटू बनवाने से एड्स नहीं फैलता, अगर प्रयोग किए गए औजार स्टलज्डि हों।

चूमने से एड्स नहीं फैलता, यदि संक्रमित व्यक्ति के मुँह में घाव आदि है या उसके मुँह में सूजन है तो ऐसी स्थिति में व्यक्ति को चूमने से भी एड्स फैलता है।

रक्तदान करने से भी एड्स नहीं फैलता, यदि खून निकालने में डिस्पोजल सुई का प्रयोग किया गया हो।

एक ध्यान रखने योग्य विशेष बात यह है कि एड्स एक भयंकर घातक बीमारी है। यदि इसका विषाणु एक बार रक्त में प्रवेश कर जाए तो जीवन भर इससे छुटकारा नहीं पाया जा सकता। एड्स का कोई उपचार भी नहीं है और न ही इसका कोई टीका ही उपलब्ध है। अतः एड्स के बारे में संपूर्ण जानकारी प्राप्त करके इससे बचाव करना ही सर्वोत्तम उपचार है।

□

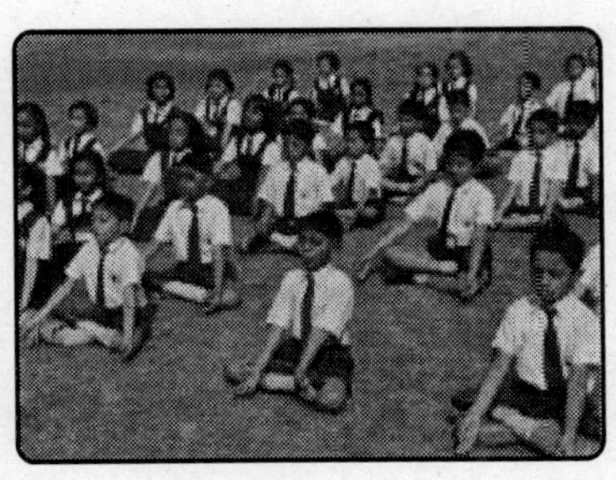

स्वास्थ्य शिक्षा एवं योग क्रियाएँ

''उचित विधि से कार्य संपन्न करना ही योग है।''

—श्रीमद्भगवद्गीता

''योग का भाव समाधि है।''

—श्री वेदव्यास

''योग आध्यात्मिक कामधेनु है, जिससे जो भी माँगो, वही प्राप्त हो जाता है।''

—डॉ. संपूर्णानंद

स्वास्थ्य शिक्षा का ज्ञान होना हर लिहाज से आवश्यक है। स्वास्थ्य शिक्षा केवल विभिन्न प्रकार की बीमारियों से हमारा बचाव ही नहीं करती है, बल्कि स्वस्थ रहने के लिए हमें प्रेरित भी करती है। योग भी स्वास्थ्य शिक्षा का एक महत्त्वपूर्ण हिस्सा है। योग के माध्यम से कोई भी व्यक्ति अपने शारीरिक अंगों की स्वस्थतापूर्वक वृद्धि कर सकता है।

योग भारत की प्राचीन व्यायाम विधि है। योग आरंभिक काल से ही अत्यंत महत्त्वपूर्ण और लोकप्रिय रहा है। वर्तमान में अपनी उपयोगिता के कारण योग केवल भारत में ही नहीं, विदेशों में भी और विशेषकर पाश्चात्य देशों में बहुत लोकप्रिय हो रहा है। योग एक ऐसा माध्यम है, जो आत्मा को परमात्मा से मिलाने में सहायता करता है। आत्मा-परमात्मा के मिलन में शरीर की बड़ी महत्त्वपूर्ण भूमिका होती है। स्वच्छ और शक्तिशाली शरीर ही परमात्मा के दर्शनोपयोगी है

और स्वच्छ एवं शक्तिशाली शरीर की प्राप्ति तभी हो सकती है, जब जीवन में योग को अपनाएँगे।

योग शब्द की उत्पत्ति संस्कृत भाषा के 'यज्ञ' शब्द से हुई है, जिसका शाब्दिक अर्थ है— मिलाप अथवा संयोग। इस प्रकार मन और शरीर के संयोग को ही योग कहा जाता है। योग की सहायता से मनुष्य के गुणों एवं शक्तियों में वृद्धि होती है। योग छिपी हुई ताकतों को भी प्रकट करने में महत्त्वपूर्ण भूमिका निभाता है।

पतंजलि ने कहा है कि योग चित्त (मन) की वृत्ति के विशेष का एक अन्य नाम है। जबकि डॉक्टर संपूर्णानंद का मानना है कि योग उस आध्यात्मिक कामधेनु की तरह है, जिससे जो माँगा जाए, वही प्राप्त होता है। एक अन्य प्राचीन विद्वान् का भी कहना है कि योग का भाव ही समाधि है।

योग के संदर्भ में यह कथन भी सत्य है कि जो कार्य उचित विधि के अनुसार किया जाए, बस वही योग है। शरीर और आत्मा की आवश्यकताओं को पूरा करने का सबसे अच्छा साधन योग है। योग मनुष्य की दृश्य-अदृश्य शक्तियों को तो विकसित करता ही है, साथ ही यह मनुष्य के आत्मविश्वास में वृद्धि भी करता है।

योग के कारण मन की शुद्धि होती है और शरीर नीरोग रहता है। महर्षि पतंजलि ने स्वास्थ्य एवं नीरोगता के संबंध में अष्टांग योग का महत्त्व बताया है। अष्टांग योग निम्न प्रकार हैं—

- यम (Forbearance)
- नियम (Observance)
- आसन (Posture)
- प्राणायाम (Breathing)
- प्रत्याहार (Abstraction)
- धारणा (Concentration)
- ध्यान (Meditation)
- समाधि (Trance)

इन अष्टांग योगों अथवा आठ योगों को बड़ा महत्त्वपूर्ण एवं लाभकारी बताया गया है। इनके आधार पर व्यक्ति अच्छा स्वास्थ्य, सुंदर शरीर और प्रसन्न मन की प्राप्ति कर सकता है तथा अपना संपूर्ण जीवन सुखद बना सकता है। इनका वर्णन इस प्रकार है—

यम (Forbearance)

यम का सीधा संबंध मन के साथ है और इसके उपयोग से अनुशासन की

प्राप्ति होती है। जो व्यक्ति इसका लगातार अभ्यास करता है, वह चोरी, हिंसा से दूर रहता है और अहिंसा, सत्यता एवं पवित्रता की ओर अग्रसर होता है।

नियम (Observance)

इस योग का नियमित रूप से अभ्यास करने से व्यक्ति का जीवन अनुशासित रहता है। इसके कारण मन एवं शरीर की शुद्धि होती है और जीवन में संतोष एवं दृढ़ता आती है।

आसन (Posture)

इसका नियमित रूप से किया गया अभ्यास व्यक्ति को नीरोगी रखता है। जब व्यक्ति अपने शरीर को कुछ समय के लिए विशेष स्थिति में रखता है तो उसे ही आसन कहा जाता है। इसके माध्यम से व्यक्ति को एकाग्रचित्त रहने की शक्ति मिलती है।

प्राणायाम (Breathing)

जब व्यक्ति एकांत स्थान पर किसी विशेष स्थिति में बैठकर श्वास को भीतर ले जाता है और फिर धीरे-धीरे बाहर निकालता है तो यही क्रिया प्राणायाम कहलाती है।

प्रत्याहार (Abstraction)

वह क्रिया, जिसमें व्यक्ति अपना ध्यान समस्त सांसारिक क्रियाओं से हटाकर ईश्वर या परमात्मा की ओर लगाता है, वह प्रत्याहार कहलाता है। इस अवस्था में व्यक्ति संतुष्टि के उच्च शिखर पर होता है।

एकाग्रता (Concentration)

इसमें व्यक्ति अपने मन को किसी ऐच्छिक विषय पर केंद्रित करता है। उसके नियमित रूप से ऐसा करने से उसे इच्छित वस्तु की प्राप्ति होती है।

ध्यान (Meditation)

यह वह अवस्था है, जिसमें व्यक्ति अपना ध्यान सभी सांसारिक क्रियाओं से हटाकर केवल परमात्मा की ओर केंद्रित करता है। इस अवस्था में पहुँचकर व्यक्ति को लगता है कि वह अंतर्ध्यान हो गया है।

समाधि (Trance)

इस अवस्था में व्यक्ति बहुत शांत रहता है, उसे सब मायावी भ्रम से छुटकारा

मिल जाता है और उसकी आत्मा, परमात्मा में लीन हो जाती है। यह योग की सर्वोच्च अवस्था है।

जो व्यक्ति नियमित रूप से योग करता है, उसका शरीर स्वच्छ व आरोग्य तो रहता ही है, साथ ही तेजोमय भी रहता है। यही वह परम माध्यम है, जिसकी सहायता से मोक्ष की प्राप्ति होती है। यह परम सुखी जीवन का सबसे अच्छा माध्यम है।

यदि व्यक्ति नियमित ढंग से योगभ्यास करे तो शारीरिक एवं मानसिक दृढ़ता प्राप्त कर सकता है। शारीरिक विकास के संदर्भ में योग के महत्त्व को निम्न बिंदुओं के माध्यम से दरशाया जा सकता है—

- यदि व्यक्ति प्राणायाम करे तो उसे फेफड़ों का रोग नहीं होता और वह स्वस्थ रहता है।
- वक्रासन करने से शुगर (Diabeties) की बीमारी नहीं होती।
- जिस व्यक्ति को घुटनों के आपस में टकराने की समस्या हो, उसे विक्रमासन करना चाहिए। विक्रमासन करने से घुटने आपस में नहीं टकराते।
- शवासन थकान को दूर करता है और मानसिक एवं शारीरिक रूप से तरोताजा करता है।
- पद्मासन करने से यह लाभ होता है कि न तो व्यक्ति का पेट ही ढिलकता है और न ही कंधे में कुब पड़ता है। इस आसन में व्यक्ति की आंतरिक प्रसन्नता बाहर आती है।
- प्रत्याहार का अभ्यास करने से दृढ़ता बढ़ती है।
- धोती क्रिया करने से आमाशय की सफाई होती है।
- बस्ती क्रिया करने से आँतें साफ हो जाती हैं।
- मयूरासन के कारण कलाई को मजबूती मिलती है।
- हलासन और धनुरासन करने से रीढ़ को मजबूती मिलती है तथा लचक बढ़ती है एवं जल्दी से बुढ़ापा भी नहीं आता।
- यम का उचित ढंग से पालन करने से व्यक्ति अहिंसा की ओर अग्रसर होता है और वह बुरे कर्मों से दूर रहता है।
- जो व्यक्ति नियम का भली-भाँति पालन करता है, वह नियंत्रित जीवन व्यतीत करता है।

वैसे तो संपूर्ण योग, यानी अष्टांग योग व्यक्ति के सुखी जीवन के लिए बहुत आवश्यक है, फिर भी इनमें से दो प्रकार के योगों का बड़ा महत्त्व है। इनका वर्णन इस प्रकार है—

प्राणायाम (Breathing)

प्राणायाम शब्द की उत्पत्ति दो शब्दों के योग से हुई है। ये दो शब्द हैं—प्राण अर्थात् जीवन और याम अर्थात् नियंत्रण। इस प्रकार प्राणायाम का शाब्दिक अर्थ है—जीवन का नियंत्रण। यह वह क्रिया है, जिसकी सहायता से जीवन पर नियंत्रण पाया जाता है।

प्राणायाम करने से व्यक्ति के दोष तो खत्म होते ही हैं, साथ ही सारी कमियाँ भी दूर हो जाती हैं। प्राणायाम की तीन क्रियाएँ होती हैं, जिनका वर्णन इस प्रकार है—

श्वास अंदर लेने की क्रिया को पूरक कहते हैं।

श्वास बाहर छोड़ने की क्रिया को रोचक कहते हैं।

श्वास अंदर लेकर उसे वहीं रोकने की क्रिया को कुंभक कहते हैं।

यदि शरीर में प्राण हैं तो जीवन है, यदि प्राण ही नहीं हैं तो जीवन भी नहीं है। प्राण पाँच प्रकार के होते हैं, जो इस प्रकार हैं—

प्राण (Pran)

यह व्यक्ति में गले से दिल तक होता है और इसी की सहायता से श्वास शरीर में नीचे की ओर जाती है।

अपाण (Apan)

यह नाभि से नीचे अवस्थित होता है। यह मल-मूत्र को शरीर से बाहर निकालने में सहायता करता है।

समाण (Samaan)

जो क्रिया नाभि से दिल तक रहती है, उसे ही समाण कहते हैं। यह पाचन क्रिया की सहायता करता है।

उदाण (Udan)

यह गले से लेकर सिर तक होता है। इसी की सहायता से आँख, नाक और कान अपने कार्य को अंजाम देते हैं।

ध्यान (Dhyan)

यह संपूर्ण शरीर में अवस्थित होता है। शरीर जब भी हिलता-डुलता है तो यह इसी के कारण होता है।

वैसे तो प्राणायाम कई प्रकार के होते हैं, उनमें से कुछ प्राणों का वर्णन इस प्रकार है—

कपालभाती प्राणायाम
मूर्छा प्राणायाम
सूर्यभेदी प्राणायाम
शीतली प्राणायाम
भ्रमरी प्राणायाम
शीतकारी प्राणायाम
भस्त्रका प्राणायाम
उजयी प्राणायाम

कपालभाती प्राणायाम (Kapalbhai Pranayam)

जब व्यक्ति कपालभाती प्राणायाम करता है तो उसे पूरक और रेचक दोनों ही क्रियाओं में बल लगाना पड़ता है। रेचक क्रिया में पेट हलका सा बाहर की ओर निकल आता है, जबकि पूरक क्रिया में पेट साधारण अवस्था में होता है। आरंभ में यह प्राणायाम धीरे-धीरे किया जाता है और फिर इसकी प्रक्रिया तेज हो जाती है।

मूर्च्छा प्राणायाम (Moorchha Pranayam)

इस प्राणायाम को करते समय सबसे पहले व्यक्ति नाक के बाएँ भाग से श्वास अंदर की ओर खींचे और फिर थोड़ी देर के लिए उसे वहीं रोके रखे। इसके बाद नाक के दूसरे भाग से श्वास को बाहर निकालने का प्रयास करे। बार-बार ऐसा करने से ऑक्सीजन फेफड़ों में पूरी तरह भर जाती है। यह प्राणायाम करने से नाड़ियों की सफाई भी होती है।

सूर्यभेदी प्राणायाम (Suryabhedi Pranayam)

सूर्यभेदी प्राणायाम करने से इच्छाशक्ति तो बढ़ती ही है, साथ ही शरीर में ऊर्जा का भी संचार होता है। यह प्राणायाम करते समय गरदन, छाती और पीठ सभी एक सीध में होने चाहिए। फिर अपने बाएँ हाथ की उँगली से नाक का बायाँ भाग बंद करके धीरे-धीरे कुंभक क्रिया की जाए। इसके बाद दाएँ हाथ की उँगली से नाक का दायाँ भाग बंद करके बाएँ भाग से श्वास बाहर निकालें। यह बार-बार करने से सामर्थ्य शक्ति में वृद्धि होती है।

शीतली प्राणायाम (Sheetli Pranayam)

जब व्यक्ति यह प्राणायाम करता है तो पूरे शरीर में सिहरन (कँपकँपी) सी होने लगती है और ऐसा शरीर में ठंड बढ़ने के कारण होता है। जीभ को मुँह से

बाहर निकालकर और फिर उसे मोड़कर पतली सी नाली की तरह बना लेते हैं। इस तरह नालीनुमा जीभ से अंदर की ओर श्वास लेते हैं। यह प्राणायाम अत्यंत उपयोगी है।

भ्रमरी प्राणायाम (Bhramri Pranayam)

इस प्राणायाम में कुहनियों को कंधों की सीध में उठाकर श्वास लिया जाता है। श्वास लेने के बाद उसे थोड़ी देर के लिए रोकते हैं, फिर धीरे-धीरे उसे बाहर निकालते हैं। इस प्राणायाम को बार-बार करने से व्यक्ति को कंधे के दर्द से छुटकारा मिल जाता है।

शीतकारी प्राणायाम (Sheetkari Pranayam)

जब व्यक्ति यह प्राणायाम करता है तो उस समय शी-शी की ध्वनि उत्पन्न होती है। इस प्राणायाम को करते समय दोनों हाथों को घुटनों पर रखकर आँखें बंद करके दाँतों को आपस में मिला लिया जाता है। फिर होंठों को खुला रखकर मुँह द्वारा श्वास लेते हैं। श्वास अंदर लेने पर इसे रोक लेते हैं और नाक द्वारा धीरे-धीरे बाहर निकालते हैं। यह प्राणायाम करने से रक्तचाप तो नियंत्रित रहता ही है, साथ ही गले के रोग और मुँह के छाले भी ठीक हो जाते हैं।

भस्त्रिका प्राणायाम (Bhastraka Pranayam)

इस प्राणायाम में श्वास जल्दी-जल्दी अंदर लिया जाता है और बाहर निकाला जाता है। यह प्राणायाम बहुत महत्त्वपूर्ण है। जहाँ इसे करने से मोटापा घटता है, वहीं इससे मन की इच्छाशक्ति में वृद्धि होती है, विचार भी शुद्ध रहते हैं।

उजयी प्राणायाम (jayi Pranayam)

किसी भी व्यक्ति को यह प्राणायाम पद्मासन लगाकर करना चाहिए। यह प्राणायाम करते समय जब व्यक्ति श्वास लेता है, तो खर्राटे लेने जैसी ध्वनि पैदा होती है। जो व्यक्ति यह प्राणायाम करता है, उसकी आवाज में मधुरता आ जाती है और उसे नाक-कान के रोगों से भी मुक्ति मिलती है।

इस तरह पता चलता है कि प्राणायाम की जीवन में बड़ी महत्ता है। यदि व्यक्ति नियमित रूप से इसे करता रहे तो उसका जीवन सुख से परिपूर्ण रहता है, चिंताएँ उसके जीवन से कोसों दूर रहती हैं और वह सभी के साथ उचित व्यवहार से पेश आता है।

प्राणायाम करने से नाड़ी तंत्र ठीक तरह से काम करता है, मस्तिष्क विशुद्ध विचारों से दूर रहता है और मुख पर सूर्य के समान तेज बना रहता है।

यह हमें विभिन्न प्रकार की गंभीर बीमारी से दूर रखता है और हमारे आत्मविश्वास एवं इच्छाशक्ति में वृद्धि करता है। अत: यह हर प्रकार से हमारे जीवन के लिए अत्यंत उपयोगी है।

आसन (Postures)

एक विशेष प्रकार की स्थिति में मुद्रा धारण करने या बैठने को ही आसन कहा जाता है। आसन विभिन्न प्रकार के होते हैं, जिनका वर्णन इस प्रकार है—

- मयूरासन
- चक्रासन
- सर्वांगासन
- शवासन
- हलासन
- धनूरासन
- पदमासन

मयूरासन (Mayurasana)

इस आसन की उत्पत्ति मयूर शब्द से हुई है। मयूर शब्द संस्कृत का शब्द है, जिसे हिंदी में मोर कहा जाता है। जब यह आसन किया जाता है तो व्यक्ति मोर की स्थिति में होता है, इसलिए इसे मयूरासन कहा जाता है।

यह आसन करने वाले व्यक्ति का शरीर लचीला होना चाहिए, क्योंकि तभी वह यह आसन बिना किसी परेशानी के कर सकता है। इस आसन में व्यक्ति पहले पंजों के बल बैठे और फिर एड़ियाँ ऊपर उठाकर हाथों की दोनों हथेलियों को जमीन पर लगाए। कोहनी के ऊपर पेट की स्थिति होनी चाहिए। जमीन पर हथेलियाँ इस प्रकार रखी होनी चाहिए कि शरीर का समस्त भार हाथों पर उसी तरह रखा रहे, जिस तरह टाँगों पर रखा होता है। इसके बाद सिर को नीचे कर पैरों को जमीन से ऊपर उठाओ। अब समस्त शरीर धरती के समानांतर हो जाता है।

जो व्यक्ति पहली बार इस आसन को करे तो वह यह आसन कम अवधि के लिए करे, लेकिन अभ्यास हो जाने के बाद वह इसकी अवधि बढ़ा सकता है। इस आसन से निम्न लाभ होते हैं—

- शरीर चुस्त-दुरुस्त रहता है।
- यह आसन करने से भूख बढ़ती है और व्यक्ति सही समय पर भोजन करता है।

- शरीर का रक्तचाप नियंत्रित रहता है।
- इस आसन की सहायता से कब्ज की समस्या दूर होती है और पाचन क्रिया भी ठीक ढंग से कार्य करती है।
- यह आसन शुगर की समस्या भी दूर करने में सहायक होता है।

चक्रासन (Chakrasan)

इस आसन को चक्रासन इस कारण कहा जाता है, क्योंकि इस आसन में शरीर की स्थिति चक्र की भाँति होती है। इस आसन में शरीर को जमीन पर पीठ के बल लेटकर ढीला छोड़ दिया जाता है और फिर धीरे-धीरे शरीर के अंगों को भी खोल दिया जाता है। फिर घुटनों एवं सिर को मोड़ते हुए दोनों पाँवों के तलुओं को जमीन से मिला दिया जाता है। इस स्थिति में दोनों पाँव एक-दूसरे से उचित दूरी पर होने चाहिए, जिससे वे आपस में न टकराएँ। अब व्यक्ति चक्रासन की स्थिति में आ जाएगा। इस आसन से होने वाले लाभ निम्न प्रकार हैं—

- यह आसन पाचन शक्ति में वृद्धि करने में सहायक होता है।
- इससे गुर्दे की परेशानी दूर हो जाती है।
- इस आसन से पीठ दर्द से छुटकारा मिलता है।
- इससे दमे की समस्या दूर होती है।
- इससे जोड़ों का दर्द भी दूर हो जाता है।

सर्वांगासन (Sarvangasan)

जब व्यक्ति यह आसन करता है तो उस समय उसकी स्थिति अर्द्ध हल की तरह होती है। इस आसन को करते समय पहले पीठ के बल सीधे लेटकर हाथों और टाँगों को एक समान स्थिति में रखना होता है। फिर दोनों पाँवों को ऊपर उठाने के साथ-साथ जमीन पर हथेलियों को रखते हुए पीठ के सहारे कोहनियों को जमीन से मिलाते हैं। शरीर को इस तरह सीधा रखा जाए कि कंधे तथा गरदन इसके भार को झेल सकें। ठोड़ी को गरदन से मिलाते हैं। यही सर्वांगासन है। जो व्यक्ति बारंबार अभ्यास करने के बाद भी यह आसन न कर सके तो उसे यह आसन बिलकुल नहीं करना चाहिए। इस आसन से होने वाले लाभ इस प्रकार हैं—

- यह आसन करने से रक्त का संचार तेज हो जाता है और शरीर में ऊर्जा उत्पन्न होती है।
- इससे जिन लोगों को मोटापे (Obesity) की शिकायत होती है, वह दूर हो जाती है।

- कब्ज की समस्या दूर हो जाती है।
- आलस्य दूर होता है और चुस्ती-फुरती आती है।
- घुटनों, कंधों और पेट के दर्द से निजात मिलती है।

शवासन (Shavasan)

जब व्यक्ति यह आसन करता है तो उसके अंगों में शिथिलता आ जाती है, इसीलिए इस आसन को शवासन कहा जाता है।

इस आसन में सबसे पहले पीठ के बल लेट जाते हैं, फिर शरीर के सभी अंगों को ढीला छोड़ देते हैं। तत्पश्चात् लंबी-लंबी श्वास लेते हैं। आँखें बंद कर शरीर को उस अवस्था में लाते हैं, जैसे आराम कर रहे हों। शरीर से उचित दूरी बनाते हुए हथेलियों को आसमान की ओर करते हैं। पंजों और कोहनियों को जमीन से मिलाते हैं। इस दरम्यान दोनों पाँवों के बीच उचित दूरी बनाकर रखें। फिर धीरे-धीरे अपने सभी अंगों को शिथिल करें। इस तरह शवासन की पूर्ति हो जाती है। इसके लाभ निम्न प्रकार हैं—

- जो व्यक्ति यह आसन करता है, उसका दिमाग तरोताजा रहता है।
- इससे मानसिक शांति मिलती है।
- रक्तचाप संतुलित रहता है।
- शारीरिक थकान दूर होती है और कोशिकाओं को भी आराम मिलता है।
- शरीर चुस्त-दुरुस्त रहता है।
- काम करने की शक्ति में बढ़ोतरी होती है।
- शरीर में लचीलापन आ जाता है।
- शारीरिक कमजोरी दूर होती है।

हलासन (halasan)

जब व्यक्ति का शरीर आसन करते समय हल जैसी स्थिति में आ जाता है तो उसे ही हलासन कहा जाता है। यह आसन सर्वांगासन की भाँति ही है।

यह आसन करते समय पहले पीठ के बल लेट जाते हैं और फिर टाँगों को धीरे-धीरे आगे की ओर लाते हुए पाँवों को जमीन से मिला देते हैं। हथेलियों को पीछे से लाते हुए जमीन से मिला देते हैं। ऐसी स्थिति में कोहनियों को सीधा रखना चाहिए। गरदन व ठोड़ी घुटनों में लगा लेते हैं। इसके बाद शरीर को पूर्वस्थिति में ले जाते हैं।

जो अनुभवी नहीं हैं, अर्थात् जो यह आसन पहली बार करते हैं, उन्हें यह आसन लगभग एक मिनट तक ही करना चाहिए। इससे ज्यादा समय तक करने से

उन्हें शारीरिक हानि हो सकती है। हाँ, जब इस आसन का पूर्णाभ्यास हो जाए तो इसकी अवधि बढ़ाई जा सकती है। महिलाओं को यह आसन पूर्णाभ्यास के बाद भी तीन मिनट से अधिक समय तक नहीं करना चाहिए और गर्भ धारण करने वाली महिलाओं को तो यह आसन लगभग छह महीनों तक नहीं करना चाहिए। इसके लाथ इस प्रकार हैं—

- इस आसन से भूख की समस्या दूर होती है। व्यक्ति पेट भरकर भोजन खाता है।
- इस आसन से रीढ़ की हड्डी मजबूत होती है।
- शरीर लचीला होता है।
- इससे पिंडलियाँ और पट्ठों को तो मजबूती मिलती ही है, साथ ही घुटनों का दर्द भी दूर होता है।
- जिगर और गुर्दे दुरुस्त रहते हैं
- आँतों को मजबूती मिलती है।

धनुरासन (Dhanurasan)

जब व्यक्ति यह आसन करता है तो उस समय उसकी स्थिति धनुष की भाँति होती है, इसीलिए इसे धनुरासन नाम दिया गया है। इस आसन में पहले पेट के बल लेट जाते हैं और घुटनों को पीछे की ओर मोड़ते हुए पाँवों को हाथों से पकड़ लेते हैं। अब लंबा श्वास लेकर सिर और छाती को ऊँचा उठाते हैं। इसके बाद शरीर को कमान जैसी स्थिति में ले आते हैं। थोड़ी देर बाद धीरे-धीरे श्वास छोड़ते हुए पूर्वस्थिति में आ जाते हैं। इस तरह धनुरासन पूरा हो जाता है।

यह आसन हलासन की भाँति बड़ा कठिन है। नवीन व्यक्ति को यानी पहली बार इस आसन को करने वाले व्यक्ति को विशेष सावधानी के साथ यह आसन करना चाहिए। इस आसन के लाभ इस प्रकार हैं—

- जो व्यक्ति यह आसन करता है, उसकी पाचन शक्ति सही रहती है।
- मोटापे की समस्या दूर होती है।
- जोड़ों के दर्द से राहत मिलती है।
- कोहनियों की हड्डियों और घुटनों की हड्डियों में मजबूती आती है।
- पीठ दर्द और गरदन के दर्द की समस्या दूर होती है।
- मांसपेशियाँ लचीली होती हैं।
- आँतें मजबूत होती हैं।

पद्मासन (Padam Asana)

इस आसन में शरीर की स्थिति कमल की भाँति होती है। यह आसन अन्य आसनों की अपेक्षा सरल होता है। इसमें व्यक्ति को अधिक कठिनाई होती है।

यह आसन करते समय व्यक्ति पहले पालथी मारकर बैठ जाए। इस अवस्था में पीठ बिलकुल सीधी रहनी चाहिए। फिर दोनों भुजाएँ फैलाकर उन्हें घुटनों तक ले जाए। इस तरह इस आसन की पूर्ति हो जाती है।

इस आसन की यह विशेषता है कि इसे जितनी भी लंबी अवधि तक किया जाए, कोई समस्या नहीं। इस आसन को महिलाएँ भी बड़ी सरलता से कर सकती हैं। इस आसन से होनवाले लाभ इस प्रकार हैं—

यह आसन पाचन शक्ति में वृद्धि करता है।

इस आसन से पेट दर्द की समस्या दूर हो जाती है।

इससे पीठ दर्द से निजात मिलती है।

इससे मन की एकाग्रता को बढ़ावा मिलता है।

शुद्धि क्रिया (Cheaning Process)

शुद्धि क्रिया भी अन्य व्यायाम की भाँति योग का एक बहुत महत्त्वपूर्ण भाग है। व्यायाम का लाभ भी व्यक्ति को तभी मिल सकता है, जब वह शुद्धि क्रिया का भी भली-भाँति उपयोग करे। शुद्धि क्रिया न केवल शारीरिक स्वच्छता को अंजाम देती है, बल्कि मानसिक सफाई भी करती है।

व्यायाम और शुद्धि के संयुक्त अभ्यास से कोई भी व्यक्ति एक सुंदर, स्वच्छ एवं हृष्ट-पुष्ट शरीर प्राप्त कर सकता है। इसके मुख्य प्रकार इस तरह हैं—

- सात क्रियाएँ
- भाव शुद्धि
- वायुमंडलीय शुद्धि

सात क्रियाएँ (Saat Kriyaein)

सात क्रियाओं में से कुछ महत्त्वपूर्ण क्रियाओं का वर्णन इस प्रकार है—

- जलनेति
- सूत्रनेति
- घीनेति
- कपालभाति
- कुंजल

जलेनेति (Jalneti)

इस क्रिया में ऐसा आधा लीटरवाला बरतन लें, जिसमें टोंटी लगी हो। टोंटी इस आकार की हो कि वह नाक में आसानी से आ सके। इस बरतन में गरम पानी लें और इसमें नमक मिला लें। पानी में नमक इतनी मात्रा में मिलाएँ, जो आपको नुकसान न दे। अब बरतन की टोंटी को नाक के एक छेद में लगाएँ और श्वास के साथ पानी को ऊपर की ओर खींचे। जब आप ऐसा करेंगे तो पानी दूसरे छेद से गिरना आरंभ हो जाएगा। फिर यही क्रिया नाक के दूसरे छेद में भी करें। इस तरह यह क्रिया पूर्ण हो जाएगी। इसके लाभ निम्न प्रकार हैं—

- इस क्रिया से बालों के झड़ने की समस्या दूर हो जाती है।
- इससे आँखों की ज्योति बढ़ती है।
- जिन लोंगों को भूलने की समस्या होती है, उनकी यह समस्या दूर हो जाती है।
- बुद्धि तेज होती है।
- सिर के दर्द से राहत मिलती है।
- नेत्र दोष दूर होते हैं।
- नाक संबंधी बीमारी दूर होती है।
- नींद की समस्या भी हल हो जाती है।

सूत्रनेति (Sutraneti)

इस क्रिया में अनुभवी योगाचार्यों द्वारा तैयार की गई सूत्रनेति प्रयोग में लानी चाहिए। सबसे पहले नमक मिला हुआ गरम पानी लें और उसमें सूत्रनेति भिगोकर उसकी अर्थचक्र बनाइए। फिर रीढ़ की हड्डी को बिलकुल सीधा करते हुए नाक के एक भाग में यह सूत्रनेति डाल दें और धीरे-धीरे श्वास लें। श्वास के कारण नेति गले तक आ जाएगी। फिर तर्जनी व मध्यम उँगलियाँ गले के भीतर ले जाएँ और नेति के अगले भाग को इन उँगलियों से पकड़ें तथा नेति को धीरे-धीरे बाहर निकालें, इस तरह यह क्रिया पूर्ण हो जाती है। इस क्रिया के लाभ निम्न प्रकार हैं—

- सूत्रनेति को करने से कफवाली नाड़ियों की अच्छी तरह सफाई हो जाती है।
- इसे करने से मस्तिष्क सुचारु रूप से कार्य करता है।
- इससे अधिक नींद आने या नींद न आने की समस्या से निजात मिलती है।

- स्मरणशक्ति में बढ़ोतरी होती है।
- दंत संबंधी समस्या दूर हो जाती है।
- सिर दर्द की समस्या दूर हो जाती है।

घीनेति (Gheeneti)

यह क्रिया जलनेति से मिलती-जुलती है। एक सुविधानुसार बरतन लें, जिसमें एक टोंटी लगी हो और उसमें गरम घी डालें। फिर उसकी टोंटी को अपनी नाक के एक भाग में लगाएँ। नाक का दूसरा भाग अपने अँगूठे से बंद कर लें। यह क्रिया करने से घी मुँह में धीरे-धीरे श्वास के साथ-साथ जाने लगेगा। धीरे-धीरे यह सारा घी इसी तरह अंदर ले जाएँ। यह क्रिया बार-बार नाक के दोनों भागों से करते रहें। इस तरह यह क्रिया पूर्ण हो जाती है।

यह क्रिया बड़ी लाभकारी है। इसके लाभ निम्न प्रकार हैं—

- जो व्यक्ति यह क्रिया नियमित रूप से करता है, उसकी नजला-जुकाम से संबंधित समस्या दूर हो जाती है।
- इससे नाक से रक्त बहने की समस्या दूर हो जाती है।
- गला साफ रहता है और आवाज बड़ी मुलायम होती है।
- सिर दर्द की शिकायत दूर होती है और स्मरणशक्ति में बढ़ोतरी होती है।
- कान से संबंधित बीमारी दूर हो जाती है।
- आँख की बीमारी भी खत्म हो जाती है।

कपालभाती (Kapalbhati)

यह क्रिया करने से पहले व्यक्ति पाँवों को एक-दूसरे से जोड़कर बैठ जाएँ और जोर-जोर से अंदर की ओर श्वास खीचें, फिर तेजी के साथ बाहर निकालें। यह क्रिया दस-बारह बार करें। इस तरह यह क्रिया पूरी हो जाती है।

यह क्रिया अन्य क्रियाओं से बड़ी सरल है। इसे कोई भी व्यक्ति बड़ी सरलता से कर सकता है। इस क्रिया से होनेवाले लाभ इस प्रकार हैं—

- यह क्रिया करने से पेट की समस्या से राहत मिलती है।
- गैस की समस्या भी दूर होती है।
- नाड़ी तंत्र सुचारु रूप से कार्य करता है।
- पाचन शक्ति दुरुस्त रहती है।
- सिर दर्द की बीमारी दूर होती है।
- गले की समस्या भी खत्म हो जाती है।

कुंजल (Kunjal)

सबसे पहले एक साफ–सुथरा महीन (बारीक) कपड़ा लें और उसमें से गरम पानी छानें तथा उसे एक अन्य साफ बरतन में भर लें। याद रखें, पानी इतना ही गरम होना चाहिए, जिसे आप सहन कर सकें। अब कागासन की स्थिति बनाकर बैठ जाएँ और गिलास में वह पानी लेकर पीना शुरू करें। आप यह पानी तब तक पीते रहें, जब तक आपको उलटी करने की इच्छा न होने लगे।

अब अपने दोनों पाँव आपस में मिलाएँ और इस तरह खड़े हो जाएँ, जैसे 90^0 का कोण बन गया हो। फिर दाएँ हाथ की तर्जनी, मध्यमा और अनामिका उँगलियाँ आपस में मिलाते हुए उन्हें मुँह के अंदर ले जाकर उस जगह तक ले जाएँ, जहाँ छोटी जीभ होती है। फिर इन्हें बाहर निकालें। यह क्रिया तब तक बार–बार करते रहें, जब तक मितली सी न होने लगे। मितली होने पर खट्टा या कड़वा पानी बाहर निकलेगा। इस तरह यह क्रिया पूरी हो जाएगी। इस क्रिया से होने वाले लाभ इस प्रकार हैं—

- इस क्रिया से पेट में जो तेजाबी या अम्लीय समस्या होती है, वह दूर हो जाती है।
- गले की सफाई हो जाती है और आवाज मुलायम रहती है।
- पाचन तंत्र सुचारु रूप से कार्य करता है।
- गैस की समस्या दूर हो जाती है।

□

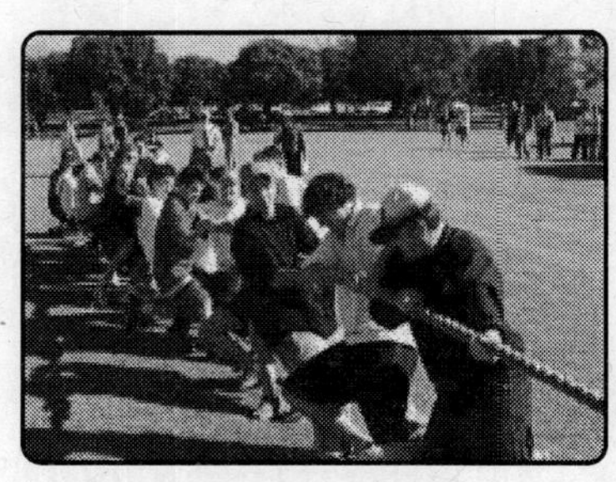

स्वास्थ्य शिक्षा एवं खेल आयोजन

"इंजन के अंदर उत्पन्न हुई फालतू भाप का प्रयोग दूसरे कामों में किया जा सकता है, परंतु स्वयं इंजन को इनसे कोई लाभ नहीं होता है। इसके विपरीत खेल खेलनेवालों के लिए यह बहुत लाभकारी है। खेलों से बच्चों की मांसपेशियाँ शक्तिशाली बनती हैं और स्फूर्ति एवं ताजगी आती है।"

—टी.पी. नन

स्वास्थ्य शिक्षा में खेलों का बड़ा महत्त्व है। ऐसे कई प्रकार के खेल हैं, जिनसे व्यक्ति शारीरिक रूप से चुस्त-दुरुस्त हो जाता है। यदि देखा जाए तो बचपन से ही व्यक्ति खेलते हुए ही बड़ा होता है और मरते दम तक कोई-न-कोई खेल खेलता ही रहता है। इस तरह पता चलता है कि खेल प्रत्येक व्यक्ति के जीवन में बड़ी महत्त्वपूर्ण भूमिका निभाता है। हाँ, यह बात भी देखने योग्य है कि आयु परिवर्तन के साथ-साथ व्यक्ति की खेल प्रवृत्ति भी परिवर्तित होती रहती है।

कई विद्वानों ने खेल की भिन्न परिभाषाएँ दी हैं। जे.एस. रोस के अनुसार, खेल एक प्रसन्नता देनेवाला, चुस्ती देनेवाला और सृजनात्मक क्रिया है, जिसमें व्यक्ति पूर्ण रूप से अपने भावों को संतुष्ट होते हुए देखता है। अन्य शब्दों, खेल कोई साधारण घटना नहीं है। इसे कार्य से भी अलग करना कभी आसान नहीं होता। यह एक सामान्य सी प्रवृत्ति है, जो उच्चश्रेणी के सभी बुद्धिमान् जीवों में पाई जाती है।

हालाँकि खेल और कार्य के बीच में ऐसी कोई बात नहीं होती कि इन्हें

अलग-अलग करके देखा जा सके, लेकिन फिर भी उनके बीच में अंतर को ढूँढ़ा जा सकता है। यदि हम इनके अंतर को परिभाषित करें तो पता चलता है कि खेल अंतर्मन की प्रसन्नता के लिए होता है, जबकि कार्य बाह्य उद्देश्य की प्राप्ति के लिए किया जाता है। कभी-कभी आवश्यक खेल भी कार्य का रूप धारण कर लेता है। इसी कारण खेल और कार्य में अंतर कार्य से नहीं, बल्कि व्यक्ति के भावों द्वारा किया जा सकता है। उदाहरण के तौर पर एक व्यक्ति क्रिकेट इस कारण खेलता है, क्योंकि इससे उसे मानसिक प्रसन्नता एवं शांति मिलती है, जबकि दूसरा व्यक्ति उसी खेल को अपने जीवन के निर्वाह के लिए खेलता है। अब इन दोनों के बीच में अंतर की बात करें तो पता चलता है कि पहली अवस्था में क्रिकेट 'खेल' माना जाता है, जबकि दूसरी अवस्था में क्रिकेट 'कार्य' कहा जाता है।

हम यह तो मानते ही हैं कि खेल द्वारा प्रसन्नता की अनुभूति होती है, लेकिन खेल शिक्षा के एक माध्यम के रूप में भी उभरकर सामने आया है। जब बच्चा के.जी., यानी किंडरगार्टन की शिक्षा प्राप्त करता है, उस समय उसे शिक्षा खेल के माध्मम से ही दी जाती है। खेल के माध्यम से बच्चा बड़ी तेजी से सीखता है। जहाँ खेल व्यक्तित्व के विकास में महत्त्वपूर्ण भूमिका निभाता है, वहीं व्यक्ति इसके माध्यम से अपने फालतू या खाली समय का सदुपयोग करना भी सीख जाता है।

खेल कई प्रकार के होते हैं, जिनका वर्णन इस प्रकार है—

बौद्धिक खेल (Intelleatual Play)

रचनात्मक खेल (Constructive Play)

प्रयोगात्मक खेल (Experimental Play)

कंबेटिव खेल (Combative Play)

बौद्धिक खेल (Intellectual Play)

बौद्धिक खेल वे खेल होते हैं, जो मानसिक विशेषताओं से परिपूर्ण होते हैं। इनमें विचारात्मक, इच्छात्मक और संवेगात्मक खेल आदि शामिल होते हैं। इस तरह के खेलों का झुकाव विचारात्मक कार्यों की ओर अधिक होता है। इसके अतिरिक्त व्यक्ति इनमें अपने मानसिक पहलुओं की ओर भी ध्यान देता है।

रचनात्मक खेल (Constructive Play)

रचनात्मक खेल उस प्रकार के खेल हैं, जिनमें भिन्न-भिन्न रचनाओं को

अंजाम दिया जाता है। इन खेलों में बच्चे नई-नई चीजें बनाते हैं, जैसे मिट्टी के घरौंदे, हाथी, टट्टू, घोड़े और गुड़िया आदि। इन खेलों से यह पता चलता है कि बच्चों में हमेशा कुछ नया करने की प्रवृत्ति होती है।

प्रयोगात्मक खेल (Experimental)

बच्चे बिना किसी लक्ष्य के, बिना किसी उद्देश्य के वस्तुओं का प्रयोग करते हैं और यह उनकी नकारात्मक प्रवृत्ति नहीं, बल्कि एक विशेषता होती है। इन खेलों में बच्चा वस्तुओं को कभी दूर फेंकता है तो कभी उसे तोड़कर उसके बारे में जानने का प्रयास करता है।

कंबेटिव खेल (Combative play)

इन खेलों में प्रतियोगिताओं का आयोजन किया जाता है, जिनमें दो या उससे अधिक प्रतियोगी भाग लेते हैं। इनके बीच प्रतियोगिता संपन्न होती है फिर अंत में इनमें से एक प्रतियोगी को विजेता घोषित किया जाता है। इन खेलों के माध्यम से व्यक्ति के भीतर आपसी मेलजोल की भावना का तो विकास होता ही है, साथ ही वह नियमों के पालन से भी परिचित हो जाता है।

यह सर्वविदित है कि प्रत्येक वस्तु के अपने सिद्धांत होते हैं। खेलों के भी अपने सिद्धांत होते हैं। इन सिद्धांतों के माध्यम से प्रकृति और प्रवृत्ति दोनों का पता चलता है। इन सिद्धांतों का वर्णन इस प्रकार है—

- अभ्यास या तैयारी का सिद्धांत
- मनोरंजन का सिद्धांत
- अतिरिक्त शक्ति का सिद्धांत
- शुद्धीकरण का सिद्धांत
- पुनरावृत्ति का सिद्धांत
- अंतर्बोध का सिद्धांत

तैयारी का सिद्धांत (Theory of Practice)

प्रोफेसर कार्ल ग्रॉस ने यह सिद्धांत दिया है। इस सिद्धांत के अनुसार, उच्च वर्ग में जन्मे बच्चे अपने जन्म के समय से आश्रित होते हैं। यही कारण है कि वे कुछ समय तक उन चीजों से अनभिज्ञ रहते हैं, जिनसे निम्न श्रेणी के बच्चे परिचित रहते हैं। यह वह समय होता है, जब बच्चे को जो भी खेल सिखाया जाता है, वह उसे सीखने की तैयारी में जुट जाता है और उसके लिए वह लगातार अभ्यासरत भी रहता है।

मनोरंजन का सिद्धांत (Theory of Recreation)

जब व्यक्ति शारीरिक एवं मानसिक रूप से थक जाता है तो वह अपनी थकावट को दूर करने के लिए ऐसे खेलों को प्रयोग में लाता है, जिससे उसे मनोरंजन मिलता हो। मनोरंजन के कारण उसे आत्मिक संतोष मिलता है और उसमें सकारात्मक भाव पैदा होते हैं। मनोरंजन एक ऐसा साधन है, जिसके कारण व्यक्ति अपनी खोई हुई ऊर्जा हासिल कर लेता है।

अतिरिक्त शक्ति का सिद्धांत (Theory of Extra Energy)

प्रसिद्ध कवि एवं दार्शनिक फ्रेडरिक स्किलियर ने ही अतिरिक्त शक्ति का सिद्धांत दिया, लेकिन इस सिद्धांत को विस्तृत रूप से एक अन्य महान् दार्शनिक हर्बर्ट स्पेंसर द्वारा पेश किया गया। इस सिद्धांत के अनुसार, बच्चों में अपने विकास की आवश्यकताओं की अपेक्षा बहुत अधिक शक्ति होती है, लेकिन वे इससे अनजान होते हैं। अतः खेल ऐसा माध्यम होते हैं, जिनसे यह शक्ति उनमें विकसित होकर सामने आती है। इस तरह छिपी हुई शक्ति को बाहर निकालने का यह साधन तो है ही, साथ ही यह आत्मविश्वास बढ़ाने का भी एक अच्छा साधन है।

शुद्धीकरण का सिद्धांत (Theory of Cleaning)

यह सिद्धांत उन संवेगों या भावनाओं को बाहर निकालने का कार्य करता है, जो व्यक्ति के भीतर बाल्यावस्था या युवावस्था से ही उसके भीतर छिपे होते हैं। खेल के माध्यम से भावनाएँ बाहर आती हैं। उदाहरण के लिए, कोई बच्चा अपनी कक्षा का मॉनिटर बनना चाहता है, लेकिन वह अपनी कक्षा का मॉनिटर बनने में असफल रहता है। अतः वह खेल के माध्यम से अपनी इस भावना को पूरा करता है।

पुनरावृत्ति का सिद्धांत (Theory of Repetition)

यह सिद्धांत स्टेनली हॉल की देन है। उन्होंने इसकी आलोचना करते हुए कहा कि यह सत्य या वास्तविकता से बहुत दूर है। उनके अनुसार, जो समय बीत गया उसे भूलाना उचित नहीं, क्योंकि वह समय ही तो खेलों की उत्पत्ति से संबंधित है। इस तरह कहा जा सकता है कि खेल हमारे भूतकाल से संबंधित होते हैं।

अंतर्बोध का सिद्धांत (Theory of Inner Sense)

प्रत्येक व्यक्ति के जीवन में अनेक अवस्थाएँ आती हैं और इन अवस्थाओं के

अनुसार ही वह मूल प्रवृत्ति से प्रेरित होकर आगे बढ़ता है। जब व्यक्ति शिशु अवस्था में होता है तो वह बड़ा होने तक हँसना, रोना, मुसकराना, चलना, दौड़ना और बोलना आदि क्रियाएँ सीख जाता है तथा उसमें इन क्रियाओं का विकास उसकी अवस्था के अनुसार होता रहता है। यह अंतर्बोध का सिद्धांत कहलाता है।

अंततः यह कहा जा सकता है कि मनुष्य के जीवन को स्वस्थ बनाने में खेलों की महत्त्वपूर्ण भूमिका होती है। खेल मनुष्य के जीवन में स्फूर्ति लाते हैं और उसे क्रियाशील बनाते हैं।

□

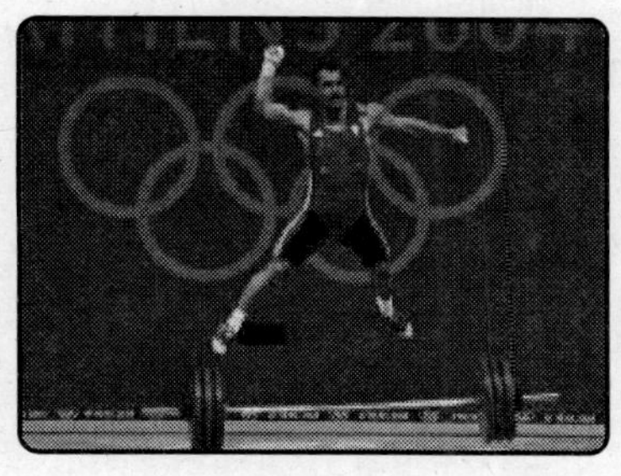

ओलंपिक एवं एशियन खेल आयोजन

"संपूर्ण स्कूल-कॉलेजों के पाठ्यक्रम की क्रियाओं में कोई भी क्रिया शिक्षा के उद्देश्य से इतनी संपन्न नहीं है जितनी कि शारीरिक स्वास्थ्य शिक्षा में खेलों, भाग-दौड़ एवं एथलेटिक्स आदि की भूमिका है।"

—जे.एफ. विलियम्स

ओलंपिक खेल (Olympic Games)

सबसे पहले हम बात ओलंपिक खेलों की करते हैं, जिनका प्राचीन समय से ही बहुत महत्त्व रहा है। ओलंपिक खेल अन्य सभी खेलों में सबसे बड़े खेल माने जाते हैं। ओलंपिक खेलों के आयोजन को लेकर कई विद्वानों के अलग-अलग विचार हैं। कुछ विद्वानों का मानना है कि यूनान के ओलंपिया नामक स्थान पर विभिन्न देवी-देवताओं को प्रसन्न करने के लिए प्रत्येक चार वर्षों के अंतराल में चाँद की चाँदनी में इन खेलों का आयोजन किया जाता था। जबकि कुछ विद्वानों का मानना है कि देवता जियस और देवता क्रोनस के बीच कुश्ती हुई, जिसमें देवता जियस की जीत हुई। अत: देवता जियस की जीत की खुशी के उपलक्ष्य में ओलंपिक खेलों का आयोजन किया जाने लगा। इसके इतर कुछ लोग मानते हैं कि हरकुलीस की राजा पेलप्स पर जीत हासिल करने के कारण ही इन खेलों का आयोजन आरंभ हुआ।

दूसरी ओर कुछ लोग यह भी मानते हैं कि पेलप्स और राजा एनोमॉस के बीच रथों की दौड़-प्रतियोगिता हुई। इस दौड़-प्रतियोगिता में पेलप्स की जीत हुई और राजा एनोमॉस मृत्यु को प्राप्त हुआ। इसके बाद पेलप्स ने राजा एनोमॉस की पुत्री हिप्पोडेमिया के साथ विवाह कर लिया और साथ ही वह राज्य का उत्तराधिकारी

भी बन गया। अत: जब राजा पेलप्स की मृत्यु हो गई तो उसकी याद में ओलंपिक खेलों का आयोजन किया गया।

ऐसा माना जाता है कि ओलंपिक खेलों का आयोजन 776 ईसा पूर्व में होना शुरू हुआ था। कई सौ वर्षों तक ये खेल यूनान में आयोजित होते रहे, लेकिन जब रोम ने यूनान पर अधिकार कर लिया तो रोमन सम्राट् थियोडोसियस ने 393 ई. में इन खेलों के आयोजन पर पाबंदी लगा दी। इस तरह विश्व के सबसे भव्य खेलों का अंत हो गया।

यूनानी लोगों की यह अवधारणा थी कि जिस भी वर्ष ओलंपिक खेल आयोजित होते थे, वह बहुत पवित्र वर्ष होता था। यूनानी यह भी मानते थे कि इस दौरान शासकों के आपसी मनमुटाव भी दूर हो जाते थे और साधारण लोग भी आपसी झगड़ों या मतभेदों को भुलाकर ओलंपिक खेलों में भाग लेने के लिए शहर की ओर आते थे।

ओलंपिक खेलों के लिए कुछ नियम भी बनाए गए थे, जिनके अनुसार ये खेल खेले जाते थे। इन नियमों का वर्णन इस प्रकार है—

- बाहरी देश का कोई भी व्यक्ति, गुलाम या अपराधी इन खेलों में भाग नहीं ले सकता था।
- जो स्त्रियाँ विवाहित थीं, वे न तो इन खेलों में भाग ले सकती थीं और न ही इन खेलों को देख सकती थीं।
- इन खेलों में भाग लेनेवाला व्यक्ति पूरी तरह यूनानी होना चाहिए।
- केवल मैच्योर खिलाड़ी ही इन खेलों में भाग ले सकता था, व्यावसायिक खिलाड़ी को इनमें भाग लेने की अनुमति नहीं थी।
- प्रत्येक खिलाड़ी को खेल शुरू होने से पहले ओलंपिया नामक जगह पर रहना पड़ता था। इसके अतिरिक्त प्रत्येक खिलाड़ी को यह शपथ भी लेनी पड़ती थी कि उसने ओलंपिया आने से पहले अपने राज्य में दस महीने का आवश्यक प्रशिक्षण भी लिया था।
- यदि खेल आरंभ होने के समय खिलाड़ी का कोई भी दोष सामने आ जाता था तो उसे खेल में भाग लेने से रोक दिया जाता था और उस पर आवश्यक काररवाई भी की जाती थी।
- प्रत्येक खिलाड़ी को अपने खेल की तैयारी लगभग एक महीने तक खेलों के आचार्य के सामने ही करनी पड़ती थी।

प्रत्येक खिलाड़ी अपने पारिवारिक सदस्यों के साथ केवल महिलाओं को

छोड़कर काउंसिल हॉल में इकट्ठे होते थे। इस हॉल में वे सभी प्रशिक्षु भी इकट्ठे होते थे, जो खिलाड़ियों को प्रशिक्षण देते थे। इन सभी एकत्रित लोगों को मुख्य न्यायाधीश यह शपथ दिलाता था कि वे खेल के समय किसी भी प्रकार की कोई आपराधिक गतिविधि नहीं करेंगे। इन सबके बाद जियस देवता के सामने बलि दी जाती थी।

जब यह समस्त प्रक्रिया पूरी हो जाती थी तो फिर सभी खिलाड़ी व उनके साथ आए अन्य लोग मार्च पास्ट करते थे। इसके बाद जब कोई खिलाड़ी मार्च पास्ट करता था तो उस समय उसका व उसके पिता का नाम तथा राज्य का नाम उच्चारित किया जाता था। ऐसा करने के पीछे यह कारण था कि इससे वहाँ मौजूद जनता उस खिलाड़ी से भली–भाँति परिचित हो जाती थी। फिर खेलों को शुरू करने की घोषणा कर दी जाती थी।

जब कोई खिलाड़ी अपने खेल में जीत हासिल कर लेता था तो उसे इनाम दिया जाता था। उस समय इनाम के तौर पर उसे पशु अथवा अन्न या अन्य कोई चीज दी जाती थी। यह प्रथा केवल छठी सदी तक ही रही और इसके बाद फिर इसमें परिवर्तन आ गया। छठी सदी के बाद विजेता को ताज या फूलों के हार पहनाए जाने लगे। यही नहीं, विजेताओं के नाम कैलेंडर में भी लिखे जाने लगे और यादगार के तौर पर उनके बुत भी बनाए जाने लगे।

सामयिक परिवर्तन के साथ–साथ ओलंपिक खेलों में भी परिवर्तन आने लगे। इन खेलों में अनेक बुराइयाँ पैदा हो गईं। खिलाड़ी न्यायाधीशों को रिश्वत देने लगे। इससे खेलों की रोचकता समाप्त हो गई और इन खेलों का स्वरूप बिगड़ गया। अंततः एक दिन ऐसा आया कि इन खेलों को बंद करना पड़ा।

आधुनिक ओलंपिक खेल (Modern Oplympic Games)

ओलंपिक खेलों को बंद किए हुए कई सौ वर्ष हो गए थे। अब ये खेल केवल एक यादगार बन गए थे, लेकिन सन् 1859 में एक बार फिर जेम्स के प्रयास से ओलंपिक खेल शुरू किए गए। सन् 1859 के बाद ये खेल केवल चार बार ही आयोजित किए गए, लेकिन इन खेलों के आयेजन में अपेक्षित सफलता हाथ नहीं लगी। अतः इन खेलों को सफल बनाने के लिए सन् 1993 में विश्व के कई देशों की मीटिंग बुलाई गई। फिर भी इस मीटिंग से कोई सकारात्मक परिणाम सामने नहीं आया।

एक बार फिर 16 जून, 1894 को पेरिस में विश्व के कई देशों की मीटिंग

बुलाई गई। बैरन डी कोबर्टिन की अध्यक्षता में यह फैसला किया गया कि ओलंपिक खेलों का आयोजन प्रत्येक चार वर्ष के अंतराल पर विश्व के किसी-न-किसी देश में किया जाएगा। इस तरह सन् 1896 में बैरन डी कोबर्टिन के अथक प्रयासों से यूनान एथेंस नगर में ओलंपिक खेलों का आयोजन किया गया।

ओलंपिक खेलों के कुशल आयोजन के लिए एक समिति बनाई गई, जिसका नाम अंतरराष्ट्रीय ओलंपिक समिति रखा गया। इस समिति में प्रत्येक ओलंपिक सदस्य देश के एक-एक प्रतिनिधि को शामिल किया गया। इस समिति के अध्यक्ष के साथ-साथ पाँच कार्यपालिका के सदस्य चुने जाते हैं। इस समिति का मुख्यालय स्विट्जरलैंड में है।

पहले समय में जब ओलंपिक खेल आयोजित किए जाते थे तो उस समय इन खेलों में केवल पुरुषों को ही भाग लेने की अनुमति थी। पर इस बार ओलंपिक खेलों में पुरुषों के साथ-साथ महिलाओं को भी भाग लेने की छूट थी।

ओलंपिक खेलों में जो भी खेल शामिल किया जाता है, उसे अंतरराष्ट्रीय ओलंपिक समिति द्वारा खेल आरंभ होने से दो वर्ष पहले ही स्वीकृत कर लिया जाता है। किसी भी खेल को ओलंपिक खेलों में शामिल करने के लिए यह शर्त भी होती है कि वह खेल कम-से-कम 25 देशों के द्वारा भी खेला जाना चाहिए। ओलंपिक खेलों में सम्मिलित खेलों का विवरण इस प्रकार है—

पैंटेथलोन (Pentathlon)

कैनोइंग (Canoeing)

निशानेबाजी (Shooting)

तलवारबाजी (Fencing)

घुड़सवारी (Equestrain)

कुश्ती (Wrestling)

याचिंग (Yatching)

जूड़ो (Judo)

वाटर पोलो (Water Polo)

एथलैटिक्स (Athletics)

जिमनास्टिक (Gymnastic)

तैराकी और ड्राइविंग (Swimming and Driving)

मुक्केबाजी (Boxing)

फुटबॉल (Football)

वालीबॉल (Voleyball)

बॉस्केट बॉल (Basketball)

हैंडबॉल (Handball)

हॉकी (Hockey)

साइक्लिंग (Cycling)

वेट लिफ्टिंग (Weight Lifting)

रोविंग (Rowing)

ओलंपिक खेल आरंभ करने के लिए एक मशाल उस शहर में लाई जाती है, जहाँ ओलंपिक खेलों का आयोजन किया जाता है। इस मशाल में सूर्य की किरणों द्वारा जलती हुई राख रखी होती है। जब यह मशाल आयोजन स्थल पर पहुँच जाती है तो उस शहर या देश का शासक ओलंपिक खेलों को शुरू करने की घोषणा करता है। घोषणा के बाद सभी खिलाड़ी मार्च मास्ट करते हैं। फिर ओलंपिक झंडा फहराया जाता है। इसके बाद ओलंपिक मशाल स्टेडियम में लगा दी जाती है, जो खेलों की समाप्ति तक जलती रहती है।

जब प्राचीन समय में ओलंपिक खेल आयोजित होते थे और कोई खिलाड़ी जीत जाता था तो उसे इनाम के तौर पर पशु या अन्न देने की प्रथा थी। फिर बाद में विजेता को ताज या माला पहनाने की प्रथा आरंभ हुई, लेकिन आधुनिक खेलों में इनाम के तौर पर मेडल, यानी पदक देने की प्रथा आरंभ हो गई। प्रथम स्थान के विजेता को सोने का पदक, दूसरा स्थान पानेवाले विजेता को चाँदी का पदक और तीसरा स्थान पानेवाले विजेता को काँसे का पदक दिया जाने लगा। इस तरह पदक देने की प्रथा अब भी जारी है। अब तक जितने भी ओलंपिक खेल आयोजित हुए हैं, उनका क्रमबद्ध रूप में वर्णन इस प्रकार है—

वर्ष	शहर	देश
1896	शहर	यूनान
1900	पेरिस	फ्रांस
1904	सेंट लुइस	संयुक्त राज्य अमेरिका
1908	लंदन	इंग्लैंड

1912	स्टॉकहोम	स्वीडन
1916	बर्लिन	जर्मनी
1920	एंटवर्ण	बेल्जियम
1924	पेरिस	फ्रांस
1928	एम्सटर्डम	हॉलैंड
1932	लॉस एंजिल्स	संयुक्त राज्य अमेरिका
1936	बर्लिन	जर्मनी
1940	टोक्यो	जापान
1944	लंदन	इंग्लैंड
1948	लंदन	इंग्लैंड
1952	हैलिस्की	फिनलैंड
1956	मेलबोर्न	ऑस्ट्रेलिया
1960	रोम	इटली
1964	टोक्यो	जापान
1968	मैक्सिको	मैक्सिको
1972	म्यूनिख	जर्मनी
1976	मांट्रियल	कैनेडा
1980	मॉस्को	सोवियस रूस
1984	लॉस एंजिल्स	संयुक्त राज्य अमेरिका
1988	सिपोल	कोरिया
1992	बर्सिलोना	स्पेन
1996	एटलांटा	संयुक्त राज्य अमेरिका
2000	सिडनी	ऑस्ट्रेलिया
2004	एथेंस	यूनान
2008	बीजिंग	चीन
2012	लंदन	इंग्लैंड

एशियन खेल (Asian Games)

भारत को एशियाई खेलों का जन्मदाता कहा जाता है। एशियाई देशों में आपसी सौहार्द बनाए रखने के उद्देश्य से इन एशियाई खेलों को आरंभ किया गया था। इन खेलों की शुरुआत में गुरुदत्त सोंधी की बड़ी महत्त्वपूर्ण भूमिका थी। गुरुदत्त सोंधी ने अंतरराष्ट्रीय ओलंपिक समिति में भारत का प्रतिनिधित्व भी किया था।

8 अगस्त, 1948 को लंदन में आयोजित की गई एक बैठक में चीन, जापान, भारत, श्रीलंका और फिलीपिंस आदि एशियाई देशों ने भाग लिया और बैल्क में एशियन नामक संगठन बनाने पर मंजूरी दे दी गई। बाद में इसे बदलकर इसका नाम ऐशियन गेम्स फेडरेशन कर दिया गया।

13 फरवरी, 1949 को दिल्ली के पटियाला हाउस में भारत, पकिस्तान, फिलीपिंस, श्रीलंका और इंडोनेशिया आदि देशों के प्रतिनिधियों ने मिलकर एक सभा का आयोजन किया। इस सभा में एशिया में खेलों को आयोजित करने संबंधी एक प्रस्ताव पारित किया गया। इस तरह मार्च 1951 में भारत की राजधानी में पहले एशियाई खेलों का आयोजन किया गया। यह सभी भारतीयों के लिए बड़ी प्रसन्नता की बात थी कि दिल्ली में इन खेलों का सफलतापूर्वक आयोजन किया गया।

एशियाई खेल प्रत्येक चार वर्ष के अंतराल पर आयोजित जाने की परंपरा है। इन खेलों को आयोजित करने का मुख्य उद्देश्य एशियाई देशों के बीच संबंधों को मजबूत करना, एक-दूसरे की संस्कृति को समझना और सद्भाव की स्थापना करना है।

एशियाई खेलों में कोई भी एशियाई देश भाग ले सकता है, बशर्ते इसके लिए उसे इसकी सदस्यता ग्रहण करनी होगी। उन देश का क्रमबद्ध विवरण इस प्रकार है, जो एशियाई खेलों के सदस्य हैं—

भारत

पाकिस्तान

जापान

इंडोनेशिया

मलेशिया

चीन

इजराइल

इराक

कुवैत

सऊदी अरब
ईरान
अफगानिस्तान
हांगकांग
सिंगापुर
फिलीपिंस
वियतनाम
बहरीन
श्रीलंका
मंगोलिया
नेपाल
बर्मा
थाईलैंड
कोरिया गणतंत्र
लाओस
कोरिया गणतंत्र लोकतंत्र
खामेर गणतंत्र
बहरीन

एशियाई खेलों में पुरुषों के साथ-साथ महिलाएँ भी बढ़-चढ़कर भाग लेती हैं। ओलंपिक खेलों की तरह ही एशियाई खेलों में बहुत सारे खेल सम्मिलित हैं, जिनका क्रमानुसार विवरण इस प्रकार है—

कबड्डी (Kabaddi)
कुश्ती (Wrestling)
तलवारबाजी (Fencing)
निशानेबाजी (Shooting)
तैराकी (Swimming)
भारोत्तोलन (Weight Lifting)
टेबल टेनिस (Table Tennis)
बैडमिंटन (Badminton)
लॉन टेनिस (Lawn Tennis)
वॉलीबॉल (Volleyball)

हॉकी (Hockey)
साइक्लिंग (Cycling)
नौका दौड़ (Boating)
बास्केट बॉल (Basketball)
जिमनास्टिक (Gymnastinc)
एथलैटिक्स (Athletics)
फुटबॉल (Football)
मुक्केबाजी (Baxing)

एशियन खेलों का झंडा सफेद रंग का होता है, जिनके बीच में संतरी रंग से रँगा हुआ सूरज का चिह्न होता है। फिर इसके नीचे नीले रंग के बने उतने चक्र होते हैं, जितने एशियन खेलों में देश भाग लेते हैं। जब झंडा फहराया जाता है तो वह दृश्य बड़ा भव्य होता है।

जब भारत ने सन् 1951 में एशियन खेलों का सफल आयोजन किया था तो सभी देशों ने इसकी बड़ी सराहना की थी। अब तक हुए एशियन खेलों का विवरण इस प्रकार है—

वर्ष	**शहर**	**देश**
1951	नई दिल्ली	भारत
1954	मनीला	फिलीपिंस
1958	टोक्यो	जापान
1962	जकार्ता	इंडोनेशिया
1966	बैंकॉक	थाईलैंड
1970	बैंकॉक	थाईलैंड
1974	तेहरान	ईरान
1978	बैंकॉक	थाईलैंड
1982	नई दिल्ली	भारत
1986	सियोल	दक्षिण कोरिया
1990	बीजिंग	चीन
1994	हीरोशिमा	जापान
1998	बैंकॉक	थाईलैंड

2002	बूसान	दक्षिण कोरिया
2006	दोहा	कतर
2010	गुआंगू	चीन

एशियन खेलों में जो भी खिलाड़ी जीत हासिल कर प्रथम स्थान प्राप्त करता है, उसे सोने का पदक, द्वितीय स्थान प्राप्त करने वाले को चाँदी का पदक और तृतीय स्थान पानेवाले को काँसे का पदक दिया जाता है।

□

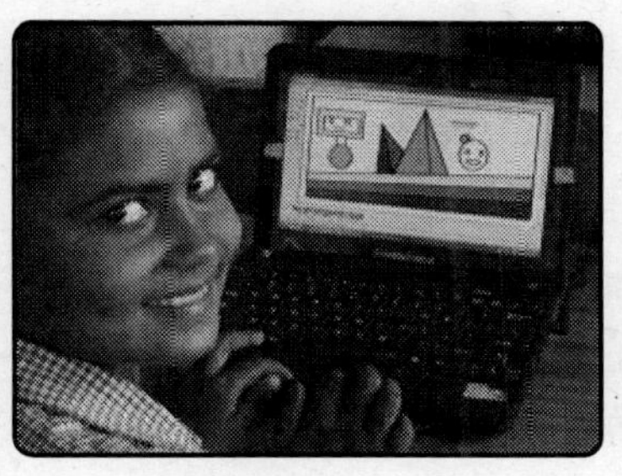

मनोरंजन एवं स्वास्थ्य शिक्षा

"शारीरिक शिक्षा का उद्देश्य इस तरह का कलात्मक नेतृत्व, योग्य सुविधाएँ और काफी समय दिलवाना है, जिससे व्यक्तियों अथवा संगठनों को इस प्रकार की अवस्थाओं में भाग लेने का भरपूर अवसर प्राप्त हो सके, जो शारीरिक रूप से आनंददायक, मानसिक दृष्टि से प्रेरक तथा विश्वसनीय और सामाजिक रूप से स्वास्थ्यवर्द्धक हो।"

—जे.एफ. विलियम्स

स्वास्थ्य शिक्षा में मनोरंजन के साधनों का महत्त्वपूर्ण योगदान है। इन्हें स्वास्थ्य शिक्षा से अलग करके नहीं देखा जा सकता। यदि हम कहें कि मनोरंजन स्वास्थ्य शिक्षा का एक अत्यंत महत्त्वपूर्ण भाग है तो कोई अतिशयोक्ति नहीं होगी।

मनोरंजन वह वस्तु है, जो बीमार व्यक्ति को भी कुछ ही क्षणों में भला-चंगा कर सकती है। यह व्यक्ति के स्वास्थ्य को बनाए रखने में बड़ी सहायक होती है। प्रत्येक व्यक्ति का मनोरंजन उसके स्वभाव के अनुसार ही होता है। जैसे, किसी व्यक्ति को क्रिकेट मैच देखना पसंद है तो किसी को फुटबॉल मैच देखना पसंद है। सबके मनोरंजन के साधन अलग-अलग होते हैं। यहाँ एक बात बड़ी गौर करनेवाली है कि यदि समय पर किसी को उसका मनोरंजक साधन न मिले तो उसके स्वभाव में परिवर्तन आ जाता है और कभी-कभी तो ऐसा होता है कि वह आक्रोशित भी हो उठता है। उदाहरण के तौर पर, किसी व्यक्ति को भारत-पाकिस्तान का क्रिकेट मैच देखना पसंद है और जब वह इन दोनों टीमों का मैच देख रहा हो और तभी बिजली गुल हो जाए या सिग्नल आना बंद हो जाए तो वह नाराज हो उठेगा, उस समय आक्रोश के कारण उसकी शारीरिक मुद्रा बड़ी विचित्र होगी। इस बात का

उसके स्वास्थ्य पर नकारात्मक प्रभाव पड़ेगा। इस तरह हम कह सकते हैं कि मनोरंजन का स्वास्थ्य पर प्रभाव अवश्य पड़ता है।

मनोरंजन एक ऐसा साधन है, जिससे विश्व का लगभग प्रत्येक व्यक्ति परिचित है। शायद ऐसे लोग बहुत ही कम हैं, जो मनोरंजन से परिचित न हों। चाहे शहरी लोग हों या ग्रामीण लोग, या फिर जंगलों में रहनेवाले आदिवासी लोग हों, सभी लगभग मनोरंजन को जानते हैं, समझते हैं। एक विद्वान् बुचर का इस संबंध में कहना है—

"मनोरंजन मन बहलाने का एक ऐसा उपयोगी साधन है, जिसके माध्यम से व्यक्ति प्रसन्नता और शांति से परिचित होता है। शिक्षा की भाँति मनोरंजन भी मनुष्य की एक मौलिक आवश्यकता है और अब यह दैनिक जीवन का एक महत्त्वपूर्ण भाग है।"

एक अन्य विद्वान् बटलर ने भी अपना मत प्रस्तुत करते हुए कहा है—

"किसी भी प्रकार के अनुभव और क्रिया का एक ही रूप मनोरंजन है, जिसके भीतर व्यक्ति निजी प्रसन्नता और संतुष्टि के लिए अपनी इच्छानुसार भाग लेता है।"

वैसे तो मनोरंजन सभी वर्ग के लोगों के लिए एक महत्त्व पूर्ण और आवश्यक साधन है, लेकिन युवाओं के विकास के लिए एवं उनके स्वास्थ्य के लिए यह और भी अधिक महत्त्वपूर्ण है। विद्यालय में इसका उपयोग बड़ा लाभकारी है। आजकल हम देखते हैं कि मनोरंजन के साधन युवाओं के लिए उनके कॅरिअर की सीढ़ी बनने में बड़े उपयोगी सिद्ध हो रहे हैं। हालाँकि मनोरंजन के साधन हमेशा से ही उपयोगी रहे हैं और इनके माध्यम से लोगों ने अपना कॅरिअर भी बनाया है, लेकिन आज के समय में इनकी उपयोगिता पहले की अपेक्षा बढ़ती जा रही है।

आज के दौर में माता-पिता अपने बच्चों को किताबी शिक्षा के साथ-साथ क्रिकेट, फुटबॉल, हॉकी, टेनिस और शतरंज जैसे मनोरंजन के साधनों की शिक्षा दे रहे हैं। इस संबंध में माता-पिता की दो प्रकार की अवधारणाएँ होती हैं— पहली, यदि उनके बच्चे शिक्षा के क्षेत्र में सफल नहीं हो पाते हैं तो कम-से-कम किसी भी प्रकार के खेलों में अपना कॅरियर बना सकते हैं। दूसरी यह है कि लोगों को लगता है कि शिक्षा के साथ-साथ मनोरंजन का होना भी जरूरी है। इससे बच्चों का मानसिक और बौद्धिक संतुलन बना रहेगा और वे अपने काम को अच्छी तरह अंजाम दे सकेंगे।

आज हालात ऐसे हैं कि अधिक युवा रेडियो जॉकी, हास्य कलाकार, क्रिकेट,

हॉकी, फुटबॉल आदि मनोरंजन के साधनों में शिक्षा की अपेक्षा अधिक रुझान ले रहे हैं। इसका कारण यह है कि उन्हें यह लगता है ये साधन सफलता का शॉर्टकट हैं और इनमें पैसा और शोहरत दोनों बहुत है। इस तरह हम देखते हैं कि मनोरंजन की दुनिया भी बड़ी तेजी से उभरकर सामने आ रही है।

कुछ लोगों के लिए मनोरंजन कॅरिअर का रूप धारण कर लेता है और कुछ लोगों के लिए यह मात्र अपने खाली समय में अपना शौक पूरा करने का साधन बन जाता है। इसलिए तो विद्वान् हटकिंचसन का मानना है कि मनोरंजन खाली समय में करने के लिए क्रिया है, जो सामाजिक मान्यता रखती है और जिसमें अपनी इच्छानुसार भाग लेनेवाले को आत्मिक प्रसन्नता का अनुभव होता हो।

मनोरंजन क्रियाओं के कारण व्यक्ति शारीरिक, मानसिक और भावनात्मक शक्तियों को फिर से हासिल करने में सफल होता है। एक प्रसिद्ध विद्वान् रोमनी अपने विचार प्रकट करते हुए कहते हैं कि मनोरंजन गति का विषय ही नहीं, बल्कि यह भावनाओं का भी खेल है। यह एक व्यक्तिगत उत्तर और मानसिक वैज्ञानिक प्रतिक्रिया है।

मनोरंजन के उन साधनों का, जो मनुष्य के जीवन में बड़ी अहम भूमिका निभाते हैं, वर्णन इस प्रकार है—

क्रिकेट (Cricket)

यह विश्व का एक बहुत ही लोकप्रिय खेल है। यह मुख्यतः भारत, पाकिस्तान, श्रीलंका, ऑस्ट्रेलिया, इंग्लैंड, वेस्टइंडीज, जिम्बाब्वे, दक्षिण अफ्रीका, न्यूजीलैंड बांग्लादेश आदि देशों में खेला जाता है। इस खेल में बढ़ती लोकप्रियता का आलम यह है कि चीन और अफगानिस्तान जैसे देशों में भी यह खेल खेला जाने लगा है। एशेज, बॉर्डर-गावस्कर आदि मुख्य कार्यक्रम इस खेल की लोकप्रियता को बढ़ाते हैं। लोगों के लिए क्रिकेट एक बहुत लोकप्रिय मनोरंजन के रूप में उभरकर सामने आया है। यह सर्वविदित है कि जब भारत-पाकिस्तान के मध्य कोई मैच होता है तो उस समय मनोरंजन लोकप्रियता की पराकाष्ठा को छू रहा होता है।

फुटबॉल (Football)

फुटबॉल विश्व के सर्वाधिक देशों में खेला जानेवाला एक अत्यंत लोकप्रिय खेल है। ब्लैक पर्ल पेले डिएगो, माराडोना, रोनाल्डो, डेविड बेकहम और काका जैसे महान् खिलाड़ियों ने इस खेल के महत्त्व को दिन दुगना और रात चौगुना बढ़ाया है। फिलहाल लियोनेन मेसी का खेल लोगों के सिर चढ़कर बोल रहा है।

टेनिस (Tenis)

यह पाश्चात्य देशों का प्रमुख खेल है। पीटर संप्रास, स्वेतालाना कुजनेत्सोवा, आंद्रे आगासी आदि महान् खिलाड़ियों ने इस खेल को प्रमुख खेल बनाने में अपना महत्त्वपूर्ण योगदान दिया। विश्व के सभी ग्रैंडस्लेम जीत चुके रोजर फेडरर और सितारा बनकर उभरे फेल जड़ाल जैसे खिलाड़ियों ने इसे लोकप्रिय बनाया है।

हॉकी (Hockey)

एक समय था, जब इस खेल पर भारत का एकच्छत्र राज होता था, लेकिन अब समय बदल गया है और बड़े मैच की तो बात दूर, छोटे मैच भी जीतना मुश्किल हो गया है। बावजूद इसके इस खेल की लोकप्रियता कम नहीं हुई है।

ये सब ऐसी मनोरंजन की क्रियाएँ हैं, जो लोगों के दिलों में एक विशेष स्थान रखती हैं। कभी-कभी तो ऐसा होता है कि अपना कोई भी आवश्यक कार्य छोड़कर व्यक्ति अपना मनोरंजन कार्यक्रम देखता है। इससे पता चलता है कि मनोरंजन क्रियाएँ मनुष्य के जीवन का एक अहम काम हैं, जिनके लिए व्यक्ति कभी-कभी अपनी अन्य आवश्कताओं को टाल देता है।

मनोरंजन क्रियाओं का महत्व उन तत्त्वों पर निर्भर करता है, जिसके आधार पर इन क्रियाओं को पहचान मिलती है। इन तत्त्वों का वर्णन इस प्रकार है—

- सामाजिक मान्यता (Socially Acceptance)
- ऐच्छिक भागीदारी (Voluntary Participation)
- खाली समय की उपयोगिता (Utility of Spare Time)
- आत्म प्रदर्शन (Self Performance)

सामाजिक मान्यता (Socially Acceptance)

किसी भी क्रिया के लागू होने के लिए सामाजिक मान्यता का होना जरूरी है। यदि क्रिया को सामाजिक मान्यता नहीं मिलती तो फिर उसे मनोरंजन की श्रेणी में नहीं शामिल किया जा सकता। उदाहरण के तौर पर, जुआ खेलना मनोरंजन की श्रेणी में नहीं आता, भले ही उसे खेलने से कुछ लोगों को मनोरंजन की अनुभूति होती हो। अधिकांश लोग इसे खेलना या देखना पसंद नहीं करते, जिस कारण इसे सामाजिक मान्यता नहीं मिलती और इसीलिए इसे मनोरंजन की क्रिया भी नहीं माना जाता।

ऐच्छिक भागीदारी (Voluntary Participation)

किसी भी क्रिया में भाग लेना व्यक्ति की इच्छा पर निर्भर करता है। यदि उसे

खेल में भाग लेने के लिए दबाया जाता है या उसके साथ जबरदस्ती की जाती है तो उसे मनोरंजन की क्रिया नहीं माना जा सकता है। केवल वही क्रिया, जिसमें व्यक्ति की ऐच्छिक भागीदारी हो और जिससे उसे संतुष्टि मिलती हो, मनोरंजन की श्रेणी में शामिल की जा सकती है। अत: इस संबंध में यह कहा जा सकता है कि वह क्रिया, जिसमें व्यक्ति की ऐच्छिक भागीदारी हो, मनोरंजन की क्रिया कहलाती है।

खाली समय की उपयोगिता (tility of Spare Time)

शायद ही विश्व में कोई ऐसा व्यक्ति हो, जिसके पास खाली समय न हो। सबके पास थोड़ा या ज्यादा कुछ-न-कुछ खाली समय होता है। खाली समय की बड़ी उपयोगिता होती है। कोई अपना खाली समय किताब पढ़ते हुए तो कोई खेलते हुए उपयोग करता है। यहाँ यह सबसे महत्त्वपूर्ण है कि अपने खाली समय को इस प्रकार उपयोग में लाया जाए, जिससे व्यक्ति को कोई नुकसान नहीं होता हो और साथ ही आत्म संतुष्टि व खुशी भी मिलती हो। खाली समय को उचित क्रियाओं में खर्च करने को ही मनोरंजन क्रिया कहा जा सकता है।

आत्म-प्रदर्शन (Self Performance)

हर व्यक्ति में कुछ-न-कुछ ऐसी भावनाएँ और शक्तियाँ छिपी होती हैं, जिनको वह प्रदर्शन करने को लालायित रहता है। ऐसा करने में आत्म-प्रदर्शन उसकी (व्यक्ति) सहायता करता है। आत्म-प्रदर्शन के आधार पर व्यक्ति अपने भीतर छिपी भावनाओं एवं शक्तियों को दूसरों के सामने न्यायपूर्वक प्रस्तुत करने में सफल रहता है।

जिस प्रकार व्यक्ति के लिए कार्य करना आवश्यक है, उसी प्रकार उसके लिए मनोरंजन क्रियाओं में शामिल होना आवश्यक है। व्यक्ति के जीवन के साथ मनोरंजन का बहुत गहरा संबंध है। मनोरंजन का स्वच्छ एवं संतुलित व्यक्तित्व के विकास में महत्त्वपूर्ण योगदान होता है।

आज के दौर में जब मनुष्य का जीवन मशीनी हो गया है तो उसके लिए मनोरंजन की उपयोगिता और भी अधिक बढ़ गई है। जीवन को सुखदायी एवं खुशनुमा बनाने में मनोरंजन के योगदान को कम करके नहीं आँका जा सकता। मनोरंजन व्यक्ति को तनावों से तो दूर रखते ही हैं, साथ ही उसे आत्मिक सुकून (शांति) भी देते हैं। मनोरंजन के महत्त्व को कुछ तथ्यों के माध्यम से व्यक्त किया जा सकता है—

अतिरिक्त शक्ति का उपयोग (Utility of Surplus Energy)

शैक्षिक महत्ता (Educational Importance)
सामाजिक विकास में योगदान (Social Development)
लोकतांत्रिक विचारधारा का विकास (Demoretical Development)
नैतिकता व चरित्र में उपयोगिता (Utility in Morality and Charactor)
भावनात्मक विकास में योगदान (Contibution in Imotianal Development)

अतिरिक्त शक्ति का उपयोग (Utility of Surplus Energy)

यदि व्यक्ति को अपने जीवन में मुश्किलों से छुटकारा पाना है तो उसे अपनी अतिरिक्त शक्ति का उचित उपयोग करना सीखना होगा। ऐसा करके ही वह अपने आपको सुखद स्थिति में पहुँचा सकता है। यहाँ अतिरिक्त शक्ति से तात्पर्य यह है कि वह शक्ति, जिसे व्यक्ति दिनभर के कार्य करने के बाद महसूस करता है, यानी जो उसके भीतर रह जाती है। इसी कारण तो वह सोचता है कि वह कोई और दूसरा कार्य भी कर सकता है, लेकिन या तो वह कर नहीं पाता और अगर करता भी है तो कभी-कभी गलत कार्यों में यह शक्ति व्यर्थ कर देता है। अत: व्यक्ति को इससे बचना चाहिए और अपने भीतर रह गई या छिपी अतिरिक्त शक्ति को उचित कार्यों में लगानी चाहिए।

शैक्षिक महत्ता (Educational Importance)

ऐसा नहीं है कि मनोरंजन क्रियाएँ केवल खेल-कूद से ही जुड़ी हैं, इनका शैक्षिक महत्त्व भी होता है और ये शिक्षा से जुड़ी होती हैं। इसका साधारण सा उदाहरण यह है कि किंडरगार्डन प्रणाली में बच्चों को मनोरंजन के माध्यम से ही शिक्षा दी जाती है।

यहाँ गौर करनेवाली बात यह भी है कि जिन मनोरंजन क्रियाओं के माध्यम से हम बच्चों को शिक्षा देना चाहते हैं, उन क्रियाओं में बच्चों की रुचि है या नहीं। क्योंकि यदि क्रियाएँ उनकी रुचि के अनुसार हैं तो वे चीजों को जल्दी-जल्दी सीखेंगे। यही कारण है आज के दौर में प्ले वे (Playway) के माध्यम से बच्चों को शिक्षा देने का प्रचलन है। इस क्रिया में बच्चे खेलते-कूदते भी रहते हैं, यानी उनका मनोरंजन भी होता रहता है और इससे उन्हें शिक्षा भी मिलती है।

सामाजिक विकास में योगदान (Social Development)

सामाजिक विकास में भी मनोरंजन क्रियाओं का महत्त्वपूर्ण योगदान होता है। मनोरंजन को समाज की ओर से स्वीकृति मिली होती है, इसीलिए यह समाज से

मुख्य रूप से जुड़ा होता है। मनोरंजन की एक मुख्य विशेषता यह है कि इसके माध्यम से एक व्यक्ति दूसरे व्यक्ति के संपर्क में आता है। इसका सीधा सा लाभ यह होता है कि इससे आपसी भाईचारा, प्रेम और सौहार्द बढ़ता है तथा व्यक्ति एक –दूसरे की सभ्यता एवं संस्कृति से भी परिचित होता है। इससे एक–दूसरे की देखादेखी सहनशीलता और सच्चाई एवं ईमानदारी जैसे गुणों का भी समावेश होता है। मनोरंजन व्यक्ति को समाज का प्रभावशाली व्यक्ति बनाने में अपनी महत्त्वपूर्ण भूमिका निभाता है।

लोकतांत्रिक विचारधारा का विकास
(Democratical Development)

इस बात में कोई संदेह नहीं है कि लोकतांत्रिक विचारधारा के विकास में मनोरंजन क्रियाएँ बड़ी अहम भूमिका निभाती हैं। प्रत्येक व्यक्ति की यह तीव्र इच्छा होती है कि समाज में उसकी विचारधारा का सम्मान किया जाए, उसकी भावनाओं को सम्मान दिया जाए। ऐसा तभी संभव हो सकता है कि जब लोगों में लोकतांत्रिक विचारधारा के लिए आपसी सौहार्द व भाईचारे की भावना हो, एक–दूसरे से प्रेम करते हों और मुसीबत में एक–दूसरे के काम आते हों।

यदि लोगों में बराबरी की भावना होगी और वे लोकतांत्रिक विचारधारा को अपनाएँगे, तभी लोकतांत्रिक विचारधारा का विकास होगा। लोगों में इस तरह की भावनाएँ मनोरंजन क्रियाओं के माध्यम से पैदा की जा सकती हैं।

नैतिकता व चरित्र में उपयोगिता
(Utility in Morality and Character)

मनुष्य प्रतिष्ठा नैतिकता एवं चरित्र से स्थापित होती है। यदि नैतिकता एवं चरित्र का निर्माण अच्छी तरह नहीं होगा तो उसकी प्रतिष्ठा का भी कोई महत्त्व नहीं है। अत: सबसे पहले आवश्यक है कि चरित्र एवं नैतिकता का अच्छी तरह निर्माण किया जाए और इस निर्माण में मनोरंजन क्रियाओं की बड़ी महत्त्वपूर्ण भूमिका होती है, जब व्यक्ति मनोरंजन क्रियाओं के माध्यम से अन्य लोगों के संपर्क में आता है तो उस समय वह उनके अच्छे गुणों एवं आदर्शों से परिचित होता है। ऐसे में वह इन अच्छे गुणों एवं आदर्शों को आत्मसात् कर लेता है। इस तरह उसमें ईमानदारी, सच्चाई, प्रेम एवं त्याग की भावना जैसे अच्छे व महत्त्वपूर्ण गुण विकसित हो जाते हैं और ये सभी गुण व्यक्ति के चरित्र और नैतिकता का विकास करने में अपनी महत्त्वपूर्ण भूमिका निभाते हैं। इस तरह

कहा जा सकता है कि व्यक्ति द्वारा इन गुणों को आत्मसात् करने में मनोरंजन क्रियाओं का बड़ा योगदान होता है।

भावनात्मक विकास में योगदान
(Contribution in Emotional Development)

कुछ व्यक्ति ऐसे होते हैं कि अपनी भावनाओं को व्यक्त नहीं कर पाते हैं। ऐसा करने में उन्हें हिचक होती है। कभी-कभी उन्हें घुटन सी भी महसूस होती है। इसी कारण वे तनाव से घिर जाते हैं और नकारात्मक सोच का उन पर कब्जा हो जाता है। वे बेचैन हो उठते हैं कि कैसे उन्हें इससे छुटकारा मिले। यही कारण होता है कि वे ऐसी क्रियाओं में भाग लेना चाहते हैं, जिनसे वे अपनी भावनाओं को व्यक्त कर सकें और उनकी बेचैनी दूर हो। ये क्रियाएँ मनोरंजन से जुड़ी होती हैं, जो आत्म-प्रदर्शन का एक महत्त्वपूर्ण साधन बनकर उनका भावनात्मक विकास करने में उनकी मदद करती हैं। मनोरंजन एक शब्द है, जिसका नाम मन में आते ही व्यक्ति हर्षित हो उठता है। उसे प्रसन्नता की मीठी-मीठी अनुभूति होती है। प्रत्येक व्यक्ति के लिए मनोरंजन कुछ-न-कुछ साधन अवश्य होते हैं, लेकिन मनोरंजन कितना उपयोगी होता है, यह प्रश्न बड़ा महत्त्वपूर्ण है। वैसे तो मनोरंजन अनेक प्रकार से उपयोगी हो सकता है, लेकिन उनमें कुछ उपयोगिताओं का वर्णन इस प्रकार है—

व्यक्तित्त्व-निर्माण में उपयोगी
(Useful in Development of Personality)

प्रसन्नता और संतुष्टि का साधन
(Medium of Happiness and Satisfaction)

चरित्र-निर्माण में उपयोगी
(Useful in Development of Character)

सामाजिक विकास में उपयोगी
(Useful in Soical Development)

मानसिक विकास में उपयोगी
(Useful in Mental Development)

शारीरिक विकास में उपयोगी
(Useful in Physical Development)

व्यक्तित्व-निर्माण में उपयोगी
(Useful in Develpoment of Personality)

जो लोग मनोरंजन क्रियाओं में आगे बढ़कर भाग लेते हैं, मनोरंजन उन लोगों के व्यक्तित्व निर्माण में बड़ा उपयोगी होता है। व्यक्ति का अधिकांश जीवन मानसिक तनाव से घिरा होता है और इसका मुख्य कारण क्या होता है, केवल आपसी तालमेल की कमी। इस कमी के कारण व्यक्ति स्वयं को अपनों के बीच भी अकेला-अकेला सा महसूस करता है। वह न तो किसी से हँसकर-मुसकराकर बोलता है और न ही किसी के साथ सहयोग करना पसंद करता है। मनोरंजन के संपर्क में आने से स्थिति बदल जाती है। मनोरंजन व्यक्ति को न केवल आपसी मिलाप एवं सहयोग का संदेश देता है, बल्कि वह उसे प्रेम और त्याग की उपयोगिता से परिचित कराता है। इसके अतिरिक्त मनोरंजन व्यक्ति को सच्चाई, ईमानदारी और सौहार्द जैसे बहुमूल्य गुणों का महत्त्व भी बताता है। इन गुणों के अभाव में व्यक्ति का व्यक्तित्त्व अधूरा है। मनोरंजन क्रियाओं में भाग लेने से व्यक्ति अपनी भावनाओं पर नियत्रंण करना सीखता ही है, साथ ही उसके व्यक्तित्त्व का उचित निर्माण भी होता है। इस तरह यह कहा जा सकता है कि मनोरंजन व्यक्तित्त्व-निर्माण में बड़ा उपयोगी होता है।

प्रसन्नता और संतुष्टि का साधन
(Medium of Happiness and Satisfaction)

विश्व के लगभग प्रत्येक व्यक्ति की यह बड़ी तीव्र इच्छा होती है कि वह अधिक-से-अधिक खुश रहे, प्रसन्न रहे। मनुष्य की इस इच्छा को पूरा करने में मनोरंजन का बड़ा योगदान होता है। मनोरंजन क्रियाएँ न केवल व्यक्ति में उच्च गुणों का विकास करती हैं, बल्कि उसके भीतर छिपे नकारात्मक गुणों का भी नाश करती हैं। व्यक्ति की थकान को दूर करने में भी ये बड़ी उपयोगी होती हैं। इससे व्यक्ति में नई ऊर्जा और स्फूर्ति आती है। इससे उसे न केवल प्रसन्नता मिलती है, बल्कि उसे संतुष्टि भी होती है।

चरित्र-निर्माण में उपयोगी (Useful in Character Development)

किसी भी व्यक्ति को समाज में जो सम्मान और प्रतिष्ठा प्राप्त होती है, उसमें चरित्र की भूमिका बड़ी महत्त्वपूर्ण होती है। यदि व्यक्ति का चरित्र अच्छा न हो तो लोग उससे दूर ही रहना पसंद करते हैं, लेकिन अच्छे चरित्रवाले व्यक्ति के साथ हर कोई संपर्क साधना चाहता है। अच्छे चरित्र के निर्माण में मनोरंजन का बड़ा महत्त्व होता है। मनोरंजन क्रियाओं के कारण व्यक्ति में प्रेम, त्याग, सहयोग,

सच्चाई और ईमानदारी जैसे गुणों का संचार होता है और इन्हीं गुणों से व्यक्ति में चरित्र-निर्माण होता है।

सामाजिक विकास में उपयोगी (Useful in Social Development)

व्यक्ति में सामाजिक चेतना जाग्रत् करने में मनोरंजन बहुत उपयोगी होता है। इससे व्यक्ति समाज में प्रतिष्ठित सदस्य तो बनता ही है, साथ ही उसमें लोकतांत्रिक विचार, सहनशीलता, आज्ञाकारिता, आत्मविश्वास और आत्म-प्रदर्शन जैसे गुण भी स्थापित हो जाते हैं। ये गुण व्यक्ति को सामाजिक विकास के लिए प्रोत्साहित करते हैं।

मानसिक विकास में उपयोगी (Useful in Mental Development)

आज के दौर में व्यक्ति का जीवन बड़ा तनावपूर्ण हो गया है। कभी दफ्तर के काम-काज को लेकर तनाव, तो कभी पारिवारिक तनाव। उसका अधिकांश समय तनाव को झेलने में ही व्यतीत हो जाता है। ऐसे में मनोरंजन क्रियाएँ बड़ी उपयोगी होती हैं। जब व्यक्ति मनोरंजन क्रियाओं के संपर्क में आता है तो उसे मानसिक तनाव से तो छुटकारा मिलता ही है, साथ ही वह स्वयं को तरोताजा महसूस करता है। मनोरंजन क्रियाएँ न केवल उसे विभिन्न विपरीत परिस्थितियों से निपटने की सीख देती हैं, बल्कि उसे तत्काल आई मुसीबतों पर भी नियंत्रण करना सिखाती हैं।

शारीरिक विकास में उपयोगी (Useful in physical Development)

प्रत्येक व्यक्ति को शारीरिक रूप से चुस्त-दुरुस्त, सुंदर, आकर्षक और बलशाली दिखने की इच्छा होती है। इन गुणों को आत्मसात् करने के लिए व्यक्ति अनेक मनोरंजन क्रियाओं में भाग लेता है। इन क्रियाओं के कारण व्यक्ति का शारीरिक विकास उचित ढंग से होता ही है, साथ ही उसकी कार्य करने की क्षमता में भी बढ़ोतरी होती है। ऐसे बहुत से माध्यम हैं, जो किशोर-किशोरियों को विभिन्न प्रकार से मनोरंजन उपलब्ध कराते हैं। विकसित और प्रगतिशील देशों में ये माध्यम भली प्रकार संगठित होते हैं, जबकि हमारे देश में ये अपनी इच्छा और सुविधानुसार कार्य करते हैं। इनमें से कुछ माध्यम इस प्रकार हैं—

- सरकारी माध्यम (Government Medium)
- स्वैच्छिक माध्यम (Voluntary Medium)
- व्यापारिक माध्यम (Commercial Medium)
- निजी माध्यम (Private Medium)

ये सभी माध्यम अपने-अपने ढंग से मनोरंजन के साथ-साथ स्वास्थ्य शिक्षा भी उपलब्ध कराते हैं। सरकारी माध्यम में संगीत कला अकादमी, राष्ट्रीय सांस्कृतिक केंद्र, चिड़ियाघर और बाल भवन आदि मनोरंजन के अच्छे साधन हैं। स्वैच्छिक माध्यम में यूथ हॉस्टल, क्लब और खेल संगठन मनोरंजन के साधन हैं। टी.वी., रेडियो, पत्र-पत्रिकाएँ आदि व्यापारिक माध्यम में मनोरंजन के मुख्य साधन हैं। मनोरंजन स्वास्थ्य शिक्षा का एक अत्यंत उपयोगी अंग है। इसके अभाव में स्वास्थ्य शिक्षा अंग की भाँति है। मनोरंजन न केवल शारीरिक एवं मानसिक विकास में सहायक होता है, बल्कि यह सामाजिक विकास में भी महत्त्वपूर्ण भूमिका निभाता है।

□□□